HARSHA GRAMMINGER

NEW AGE AYURVEDA

Meine Basics

Die jahrtausendalte Wissenschaft vom Leben im 21. Jahrhundert

Band 1

Unimedica

NEW AGE AYURVEDA

DIE JAHRTAUSENDALTE WISSENSCHAFT VOM LEBEN IM 21. JAHRHUNDERT

Menschen im 21. Jahrhundert stellen große Erwartungen an ihre Gegenwart. Sie suchen nach neuen Systemen, nach neuartiger Lebensqualität, nach der Leichtigkeit des Seins, nach innerer Führung. Menschen im 21. Jahrhundert sind widersprüchlich und deswegen sehr, sehr angestrengt. Aber zunächst lieber Leser seien die Fragen gestattet: Was wollen Sie? Was wollen wir? Suchen wir etwa das Gleiche? Sind wir auf der Suche nach einem neuen Gleichgewicht? Suchen wir vielleicht nach einem spannenden und abwechslungsreichen Leben, das sich immer wieder von einer anderen Seite zeigt? Wir wollen uns spüren, uns leicht, lebendig und gesund fühlen – unser Leben im Jetzt erfahren, aber nicht dem Geschwindigkeitswahn der modernen Zeit verfallen. Wir möchten frei sein, uns zurück ziehen können, obwohl wir in Beziehungen leben. Wir sehnen uns nach Berührungen und Berührtwerden und nicht nur nach kurzen mehr oder minder anonymen SMS- oder Email-Texten. Ein Blick in die Augen des Gegenübers, eine Berührung seiner Hand, ein Lächeln - das sind die Glücksmomente, die unsere Seelen dringender denn je brauchen.

Kann uns auf der Suche nach dem Glück uns eine 5 000 Jahre alte „Wissenschaft vom Leben" (denn das ist die Bedeutung von Ayur-Veda) unterstützen? Kann sie uns auf dem Weg in unser Innerstes begleiten, so dass wir uns wiederfinden, unseren Körper in seiner angenehmsten Form neu kennen und lieben lernen? Ja, genau das vermag Ayurveda! Sie werden schnell feststellen, dass Ayurveda für alle Momente des Lebens Verständnis und Rat bereithält.

Vielleicht werden Sie jetzt einwenden: „Eine solch alte Wissenschaft ist auf unser heutiges Leben im 21. Jahrhundert überhaupt nicht übertragbar!" Doch, und das ist auch schon längst passiert. *New Age Ayurveda* übernimmt die alten Weisheiten und macht sie für jeden im Alltag nutzbar. *New Age Ayurveda* unterscheidet nicht zwischen groß und klein, arm und reich und nicht zwischen langsam und schnell, es bietet jedem Menschen Anleitung zur Verbesserung seines Wohlgefühls und seines Lebens.

Der Weg ist vergleichsweise einfach: Mit Yoga, Meditation, mit einfachem Atmen und dem Innehalten in kostbaren Momenten. So können Sie zu körperlich-mentaler Ausgeglichenheit finden.

Harsha Gramminger

NEW AGE AYURVEDA

Meine Basics

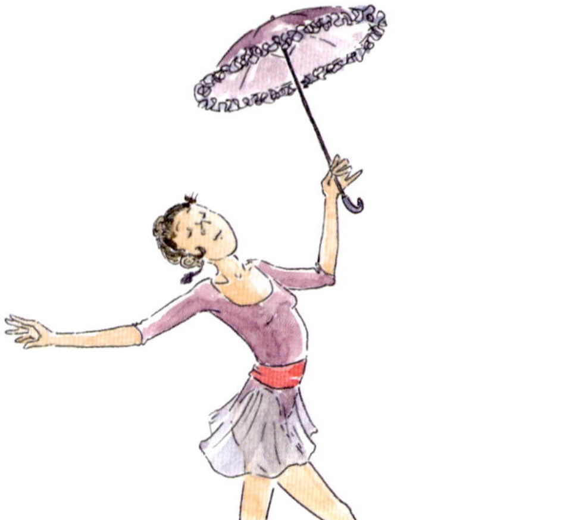

Merken Sie sich folgende Zauberformel:

Körperliches Wohlgefühl + mentale Ausgeglichenheit = Glücksgefühl

Wie ist dieses Glücksgefühl nun zu beschreiben? Was passiert, wenn wir dieses pulsierende, warme Gefühl spüren? Es scheint so, als wären wir in innerer Balance. Wir spüren in solchen Momenten einen Hauch Liebe durch uns hindurch strömen. Und schon sind wir mitten in der Lebensweisheit des Ayurveda! Im Zustand der inneren Harmonie fühlt sich unser Körper-Geist-Seele-System wie eine Einheit an. Es gibt keine Trennung zwischen Kopf und Bauch, Herz und Verstand, innen und außen. Wir fühlen uns komplett und integriert, sind bewusst und wach im Jetzt. Aber woran liegt es, dass wir uns *nicht* immer in dieser angenehmen Verfassung befinden?
Eine Ursache fur die Störung unseres Glücksgefühls ist mit Sicherheit die Dauerüberflutung unserer Sinne. Wir werden heute mit sichtbaren und unsichtbaren Informationen, Geräuschen, Gerüchen und Sinnesverstärkern bombardiert. Unsere Augen werden durch die Arbeit, durch Computerspiele, Fernsehen und Werbung überstrapaziert. Sie neigen zu Austrocknung und Rötungen. Unsere Ohren, und damit das gesamte Nervensystem, leiden unter den verschiedensten Geräuschen. Es gibt kaum noch einen Supermarkt, in dem keine Durchsagen, Werbesendungen oder Klänge aus den Lautsprechern tönen, hinzu kommen Flug- und Straßenlärm und natürlich die Abgase. Unser Geruchssinn leidet unter einer Dauer-Duftwolke. Die Gebläse verteilen vom einladenden Croissant-Aroma bis hin zu parfumähnlichen Düften einfach alles, was verkaufsfördernd wirken kann. Unseren Körper beduften wir mit Duschgel, Shampoo, Bodylotion, Deodorant, Rasierwasser und vielem mehr. Unser Geschmackssinn kann kaum noch naturbelassene Nahrung wahrnehmen, zu sehr haben wir uns an künstliche Aromastoffe und Geschmacksverstärker gewöhnt. Dem größten Organ, der Haut, entziehen wir den Schutzmantel mit Seife und versuchen mit Cremes und Lotions alles wieder auszugleichen. Die einst natürliche Baumwolle ist inzwischen durch die Anwendung von Pestiziden und chemischen Bleichmitteln verseucht. Das Resultat: Die Haut wehrt sich mit Allergien und/oder Ekzemen.
Wir haben folglich nicht nur eine Gedankenwand zwischen uns und unsere Wahrnehmung aufgebaut, sondern auch noch eine Geräusch- und Geruchsbarrikade. Wen wundert es, dass der heutige Mensch derart aus dem Gleichgewicht geraten ist?
Der erste Schritt zu körperlich-geistiger Fitness ist die Entleerung bzw. Entschla-

ckung unseres Körpers und unseres Geistes. Während einer ayurvedischen Entschlackungskur sind Laptops und Handys tabu, das gilt ebenso für Fernsehen, Radio und Zeitungen. Alle schon zur Gewohnheit gewordenen Überflutungen und Überreizungen unserer Sinne werden damit kategorisch reduziert.

Ayurveda kann uns heute mehr denn je helfen, die Sinne zur Ruhe kommen zu lassen. Sind Körper und Geist entleert und gesäubert, haben wir Zugang zu unserer Intuition. Plötzlich weiß man, was einem gut tut und was nicht, z.B. das richtige Essen in rechter Menge, Gelüste verabschieden sich in der Regel während einer Körper-Geist-Entschlackung. Wir werden achtsam uns gegenüber für die Kleinigkeiten des Lebens. Das Atmen von frischer Luft tut so gut. Erst recht wie es sich anfühlt, mit geschmeidigem Körper einige Dehnübungen in unser Vorfrühstücksprogramm aufzunehmen, und wie die Sinne sich bedanken, wenn wir uns am Abend noch einmal in uns versenken, um die Gedanken zur Ruhe kommen zu lassen. Die Wände unseres Alltags, bestehend aus falschen Tatsachen und Gedanken, lösen sich, und wir beginnen uns zu mögen und die neu gewonnene Offenheit und Leichtigkeit zu genießen. Die Folge davon sind eine neue Ausstrahlung und vor allem mehr Lebensfreude.

Was ist neu an dieser Art der ayurvedischen Behandlung und was macht sie zur *New Age Ayurveda*-Behandlung? *New Age Ayurveda* bezieht die komplette Familie mit ein. Denn wir wissen, dass ein krankes Glied in unserer Gemeinschaft Ausdruck dafür ist, dass etwas in unserem familiären Gefüge nicht stimmt. Wir gehen davon aus, dass die gesamte Familie Heilung und Anleitung zur Heilung braucht. In Indien war das früher selbstverständlich. Bei der Übersetzung vom traditionellen Ayurveda in die heutige Zeit und dessen Anwendung im Westen sowie im modernen Indien wurde vergessen, dass wir hier und heute anders funktionieren und dass wir lernen müssen, wieder eine familiäre, liebevolle Gemeinschaft zu sein. Das gemeinsame Essen und die liebevolle Atmosphäre machen uns gesund – und nicht die funktionelle Planerfüllung. Schauen Sie Ihr Gegenüber an, begegnen Sie einander auf der Herzebene, das ist die Ebene, die auch Ihre Kinder verstehen können. Kreieren Sie Ihr eigenes gesundes Umfeld. Ihr Zuhause kann Ihre Heilstätte sein, aus der alle Kraft schöpfen können.

New Age Ayurveda holt den Menschen des 21. Jahrhunderts dort ab, wo er sich befindet, und bietet ihm aus der Schatztruhe der 5 000 Jahre alten indischen Wissenschaft praktikable und durchführbare Lösungen für ein gesundes und langes Leben. Angefangen bei einfach zuzubereitenden Speisen, die nicht nur schmackhaft sind, sondern auch zum Idealgewicht führen. Über Lifestyle-Beratung, inklusive Yoga- und Atemübungen. Sie wirken wie Fatburner und heben ganz sicher die Stimmung. Ich empfehle Meditationen, die man nicht aussitzen muss, sondern dynamisch angehen kann. *New Age Ayurveda* bietet für jeden etwas und lässt sich leicht in den bestehenden Tagesablauf integrieren. Picken Sie sich das heraus, was Ihnen Ihrer Meinung nach gut tut. Probieren Sie aus und genießen Sie das neue Lebensgefühl, die Leichtigkeit und Lebendigkeit.

Hierbei möchte Ihnen die Reihe *New Age Ayurveda* eine Hilfe sein. Der erste Band *New Age Ayurveda – Meine Basics*, der Ihnen vorliegt, ist ein einführender Leitfaden in den Ayurveda mit Basisinformationen und ersten erklärenden Schritten. Das Buch begleitet Sie durch die verschiedenen Lebensphasen und übt mit Ihnen, sich auf sich selbst einzulassen. So bekommen Sie ein Gefühl, was *New Age Ayurveda* zu leben bedeutet. Jeder Abschnitt gibt Ihnen praktische Anregungen für ein harmonisches und befriedigendes Leben mit weniger Stress und mehr Lebensqualität.

Sollte Ihre Neugier geweckt sein, was ich natürlich sehr hoffe, finden Sie vertiefendes Wissen im zweiten Band der Trilogie: *New Age Ayurveda – mein Handbuch*. Das Handbuch ist quasi ein klassisches Nachschlagewerk, das Ihnen in allen Lebenssituationen und unterteilt in alle Altersgruppen (vom Kind bis zum Senioren) mit Rat und Tat zur Seite steht und Ihnen ein treuer Wegbegleiter werden kann!!

Die Nummer 3 im Bunde *Mein Kochbuch – Rezepte* enthält Anregungen zur Ernährung für jeden Tag und jede Lebenssituation, so dass Sie sich und Ihre Lieben jederzeit gut und gesund versorgen können!

Und nun starten Sie mit mir eine gemeinsame Reise in ein neues Leben voll *New Age Ayurveda*, Glück, Erfüllung, Gesundheit und Leichtigkeit…!

Ihre

Harsha Gramminger

INHALTSVERZEICHNIS

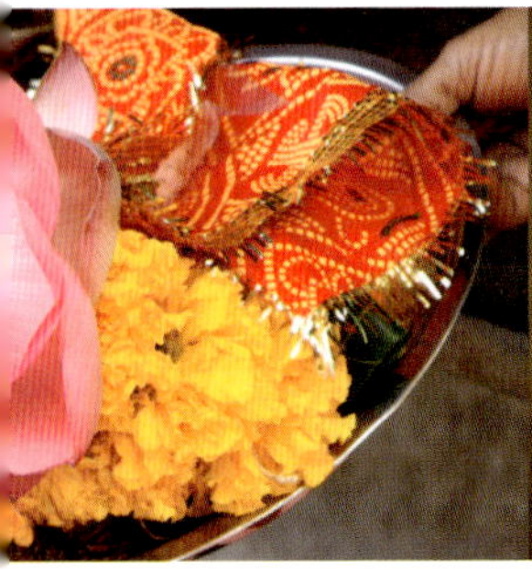
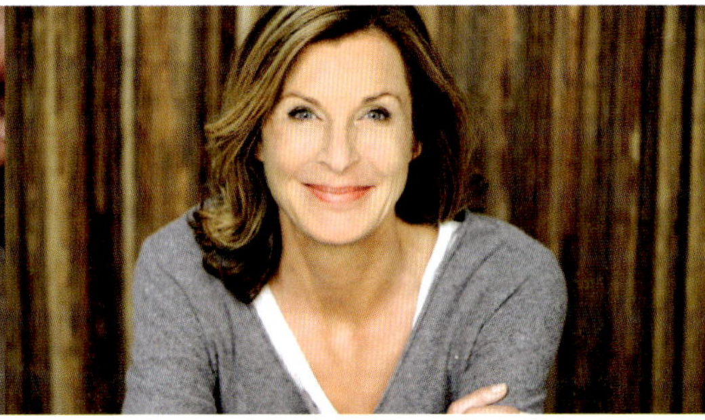
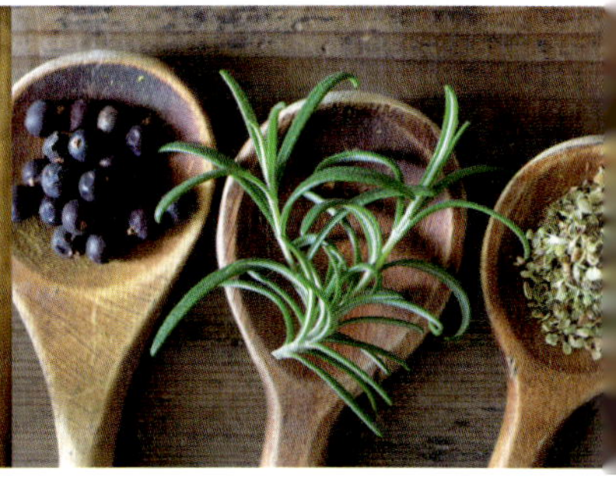

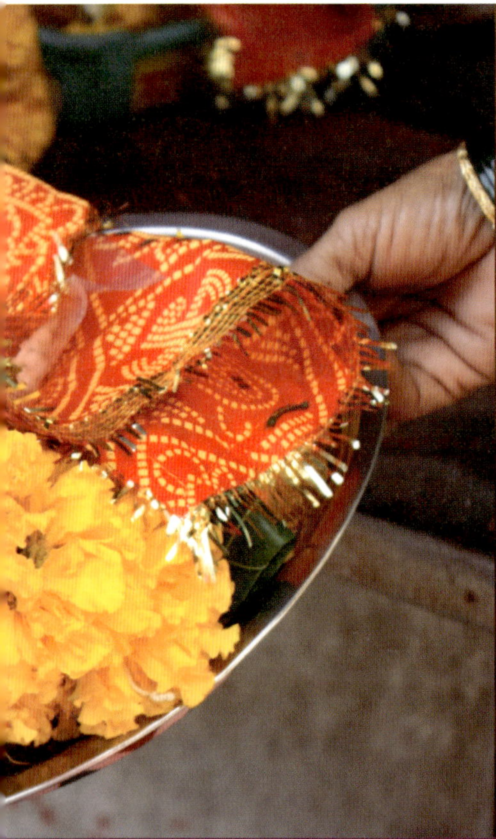

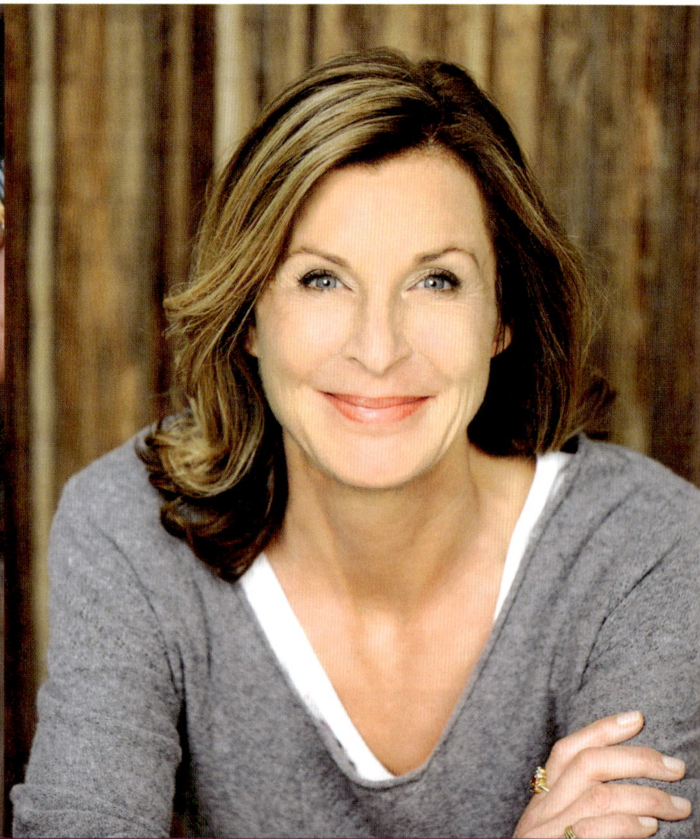

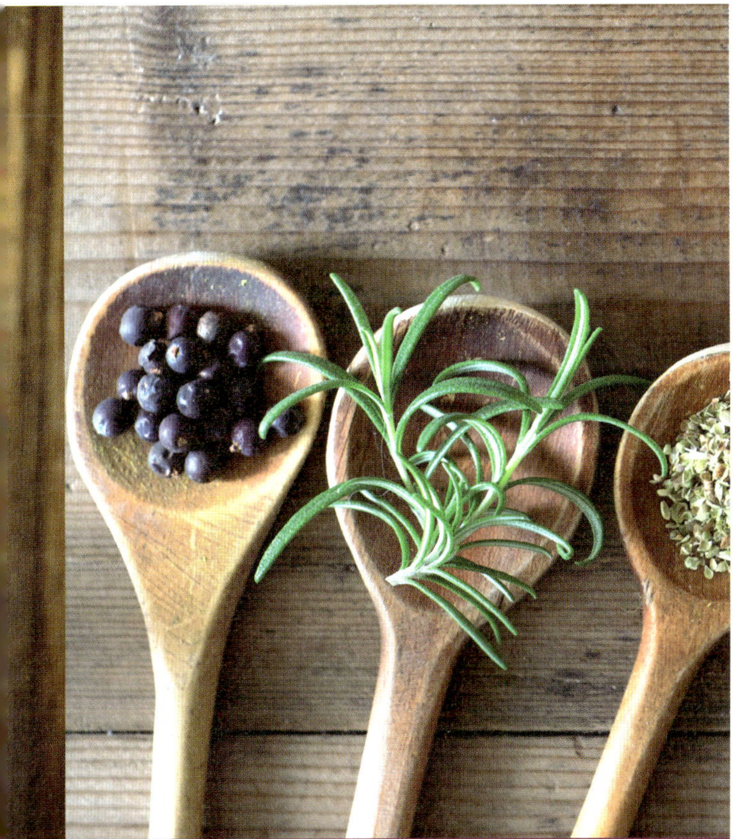

KAPITEL 1

VOM ANFANG BIS HEUTE

I. ZUR EINFÜHRUNG

EINE KURZE GESCHICHTE DES AYURVEDA

Indien – ein Land unzähliger Farben und Geschichten, fremdartiger Klänge, geheimnisvoller Düfte, tief gelebter Spiritualität und Weisheit. Ein Ort voll Licht und Sonne, Kraft und Ursprünglichkeit, ein Land, das bereits vor mehreren tausend Jahren blühende Hochkulturen gebar und Heimat des Ayurveda ist.

Zwei Geschichten führen uns an den Anfang des Ayurveda. Die eine basiert auf Mythen, die andere auf historischem Wissen. Im Mythos erfahren wir, wie Ayurveda von den Göttern an die Menschen weitergereicht wurde.

Es war Brahma, der göttliche Schöpfer, der in 1 000 Kapiteln mit jeweils 1 000 Strophen das Wissen vom Leben für die Menschen aufschrieb. Da ein menschliches Leben jedoch nicht gereicht hätte, alle Strophen zu lernen, kürzte Brahma das Werk und gab schließlich acht Bände an Prajapati, den „Herrn der Geschöpfe", weiter. Damit trat Ayurveda seine Reise zu den Menschen an: Über Prajapati gelangten die Bände an die beiden Zwillingsgötter Asvini, da diese heilende Kräfte besaßen. Schließlich kam das Werk zu Indra, dem „Herrn der Götter", um es den Menschen zu bringen. Diese hatten sich inzwischen schon auf den Weg zu ihm gemacht, denn man war um einige Krankheiten sehr besorgt. Die Ursache dieser neuen Leiden, so vermuteten sie, lag in der Entwicklung des Menschen, der sich immer weiter von der Natur und dem göttlichen Prinzip

Buddha Statue

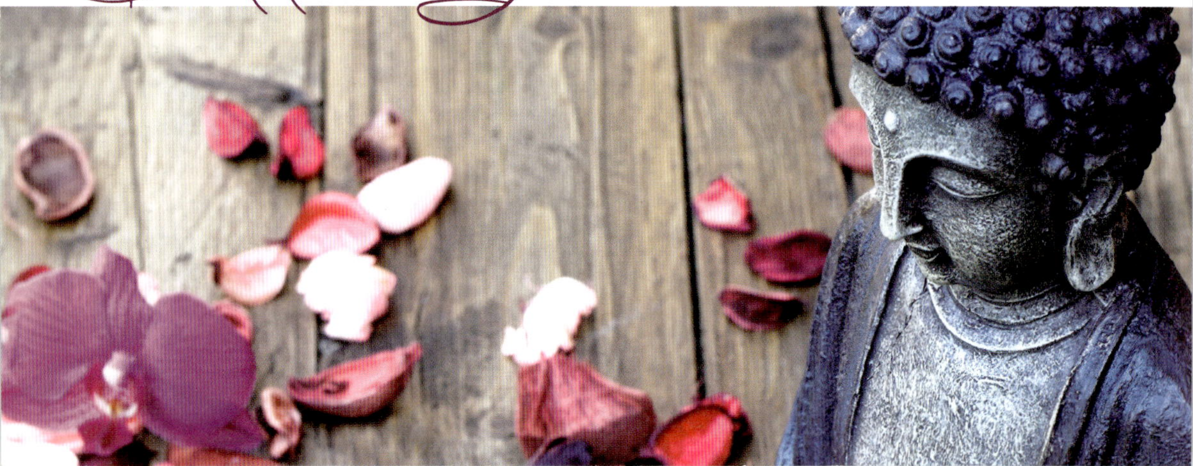

entfernten. Keiner wusste, wie diese neuen Krankheiten zu behandeln waren. Indra, der „Gott der Götter", lehrte sie, wie ihnen Ayurveda helfen könnte.

Auch der ayurvedische Arzt Charaka bezieht sich in seiner Sammlung „Charaka Samhita" auf den Mythos. Sein Werk gilt heute als erste schriftliche Fassung und als Grundlage des Ayurveda. Charaka schildert, wie eine Gruppe weiser Menschen im Himalaya zusammenkam. Sie beratschlagten, wie sie die Menschen von Plagen, Krankheit und Verfehlungen des Körpers und des Geistes befreien könnten. Sie erwählten Bharadwaja, um bei Indra die Lehren des Ayurveda zu studieren. Indra schickte seinerseits Dhanvantari, den „Arzt der Götter" auf die Erde, um den Menschen das Wissen von der Heilkunde und vor allem auch von der Chirurgie zu vermitteln.

Die tatsächlich historisch nachvollziehbare Grundlage des Ayurveda findet sich indes in den „Veden". Das sind vier Sanskrit-Schriften, die als älteste Texte der indischen Literatur gelten und die Grundlage des Hinduismus bilden. Diese Schriften beinhalten – trotz ihres immensen Alters – weitreichende und präzise medizinische Anwendungen und Methoden. Die „Rig Veda" (zwischen 1 500 und 1 000 v. Chr.) beschreibt z. B. Operationen, Prothesen und über 67 Heilpflanzen. Die später verfasste „Atharva Veda" nimmt Bezug auf 290 Heilpflanzen, diverse Therapieformen und eine allgemein formulierte Lehre vom Menschen in Gesundheit und Krankheit.

Auf der Grundlage der Charaka Samhitas entstanden zwei weitere Bücher, auf denen unsere Kenntnisse des Ayurveda basieren. Sushruta, ein ayurvedischer Arzt um 350 n. Chr., verfasste die Sushruta Samhita. Darin beschreibt er bereits Operationen und Operationsinstrumente. Berühmt ist Sushruta heute noch für die Dokumentation einer Schönheitsoperation an der Nase. Ein Indiz, dass sich die menschlichen Sorgen von heute und vor 1 700 Jahren nicht wirklich so weit voneinander entfernt haben.

Vagbhata schließlich verband im siebten Jahrhundert nach Christus beide Werke in der Ashtanga Sangraha miteinander. Vagbhata fügte weiteres Wissen aus anderen Kulturen hinzu, vornehmlich aus Tibet und China. Deswegen kennt der Ayurveda - ebenso wie die chinesische Akupunktur - die neurologischen Punkte im Körper, die durch Meridiane miteinander verbunden sind und Heilungsprozesse anregen können, sobald sie stimuliert werden.

Der Kaiser Ashoka sorgte im dritten Jahrhundert vor Christus für die Verbreitung des Ayurveda. Unter Kaiser Ashokas Amtszeit wird der Buddhismus zur Staatsreligion. Zudem setzt er sich verstärkt für den Bau von Krankenhäusern und die Ausbildung von

Ärzten ein. Seit dieser Ära ist Ayurveda aus dem asiatischen Lebensraum nicht mehr wegzudenken.

Die erste Übersetzung der ayurvedischen Schriften fand Ende des achten Jahrhunderts ins Arabische statt, als Indien von Arabien aus eingenommen wurde. Auf diesem Weg gelangte die indische Wissenschaft vom Leben nach Europa. Parallelen zur ayurvedischen Lehre lassen sich in vielen europäischen Medizingeschichten nachweisen. So erinnert z. B. die Drei-Säfte-Lehre des Ayurveda an die Lehre von den vier Säften, die der römische Arzt und Anatom Galenus von Pergamon von dem griechischen Arzt Hippokrates von Kos übernahm.

Das historische Ayurveda wird gewöhnlich in acht Kategorien unterteilt:

1. Kaya Chikitsa (Innere Medizin)
2. Shalya (Chirurgie)
3. Shalkya (Hals-, Nasen-, Ohren-, Mund- und Augenheilkunde)
4. Bhuta vidhya (Psychiatrie)
5. Kaumara Bhritya (Kinderheilkunde und Gynäkologie)
6. Agadtantra (Toxikologie)
7. Rasayana (Lehre von den Lebenselixieren/Verjüngungsmitteln)
8. Vajikarana (Lehre von den Aphrodisiaka)

Es ist zu vermuten, dass über die großen ostwestlichen Handelswege auch die Lehren des Ayurveda in Austausch mit bspw. den physiologischen Erkenntnissen der westlichen Antike kamen. Medizinisches Gedankengut wurde auf diese Art und Weise von der westlichen in die östliche Hemisphäre (und umgekehrt) gebracht.

Seitdem ist viel Zeit vergangen. Die westliche Medizin hat in Teilbereichen einen anderen Weg eingeschlagen als die ayurvedische und große Erfolge gefeiert. Rückblickend wird jedoch immer deutlicher, dass es nicht ausreicht, nur die Symptome einer Krankheit zu heilen, sondern dass Krankheiten ganzheitlich zu begreifen sind und auf mehr als nur Fehlfunktionen des Körpers verweisen. Sie sind eben auch Ausdruck einer Lebensweise, die zu dem jeweiligen Menschen nicht passen.

Genau da setzt der uralte medizinische Ansatz des Ayurveda an: Menschentyp, Charakter, Lebensweise, Ernährungsgewohnheiten, Bewegung und der Umgang mit sich selbst stehen hier im Vordergrund. Der ayurvedische Ansatz ist nicht weniger medizinisch als der Ansatz der westlichen Medizin, aber er ist auch das, was wir heute ganzheitlich nennen. Er versucht, Krankheiten in allen ihren Ausformungen und Bedeutungen zu sehen und mit ihnen umzugehen. Und er versucht, ihnen schon im Vorfeld zu begegnen. Umgekehrt gesagt:

Ayurveda ist an glücklichen und gesunden Menschen interessiert.

Ziel dieses Buches ist es deshalb, zu zeigen, wie wir in unserer modernen und „ganz anderen“ Zeit dieses tiefe und geniale Wissen um den Menschen, seine Gesundheit, seine Gesundwerdung und die Eckpunkte eines glücklichen Lebens im „New Age Style“ integrieren können und somit einen Schritt weiter kommen auf unserem Weg in ein zufriedenes, erfülltes und gesundes Miteinander.

2. AYURVEDA

GRUNDLAGEN EINER LEBENSPHILOSOPHIE

Um das anwendungsfreundliche und praktikable Ayurveda in unseren modernen Tagesablauf integrieren zu können, ist es hilfreich, wenn wir uns ein paar einfache Strukturen aus dem traditionellen Ayurveda anschauen. Ayurveda gibt für alle Lebenslagen sehr einfache, nachvollziehbare Ratschläge.

Einen Teil des Ayurveda können wir schon aus unserer Intuition ableiten. So mag manchem das Gefühl, nicht geerdet zu sein, bekannt vorkommen. Gerade im Winter, wenn es kalt ist, fühlen wir uns oft zu luftig. Intuitiv – und das ist auch das, was uns der Ayurveda empfiehlt - greifen wir zu nährenden, warmen, gut gewürzten Speisen und konsumieren warme Tees und Getränke.

Fühlen wir uns hingegen zu schwer, dann wissen wir, dass uns Fasten helfen kann und uns erhitzende, warme Mahlzeiten und Getränke gut tun. Umgekehrt rät Ayurveda bei einem Zuviel an körperlicher Wärme auf erhitzende Gewürze zu verzichten und uns mit frischem süßen Obst, Salaten und Gemüse zu ernähren.

Wenn unsere Haut rau und trocken ist, cremen und ölen wir sie ein. Auch Ayurveda empfiehlt tägliche Yogaübungen bei Muskelkrämpfen und Verhärtungen sowie warme Ölmassagen zur Entspannung der Muskulatur.

Falls wir uns in einem Großraumbüro bei der Arbeit unwohl fühlen, weil wir als hitzige Menschen mehr Raum und frische Luft für unser Wohlbefinden und unsere Kreativität benötigen, empfiehlt Ayurveda, in einem möglichst leeren Raum mit viel frischer Luft zu arbeiten. So finden wir freien Gedankenfluss und optimale Produktivität, während die Atmosphäre eines Großraumbüros für diesen Menschentyp sogar krankmachende Folgen haben kann.

Doch jenseits der Intuition, die uns dazu rät, der Wärme mit Kälte und umgekehrt der Kälte mit Wärme zu begegnen, hat Ayurveda die Defizite, die sich körperlich und seelisch niederschlagen, wissenschaftlich erforscht. Ayurveda kennt die Maßnahmen, mit denen wir uns schnell und zuverlässig helfen können. Es lässt sich auch feststellen, dass Ayurveda Störungen zum Teil mit entgegengesetzten Mitteln behandelt.

Sind wir in Kontakt mit unserem Körper-Geist-Seele-System, fällt es uns leicht, Wasser zu trinken, wenn wir durstig sind, und umgekehrt: nicht zu trinken, wenn wir es nicht sind. Je nach Typ benötigen wir unterschiedliche Mengen an Flüssigkeit am Tag, Ayurveda hilft uns, dies und unsere eigenen Bedürfnisse zu verstehen und zu leben. Ein wohlbeleibter, ruhiger und bewegungsscheuer Erdenbewohner wird weniger Gelüste auf zwei bis drei Liter Wasser pro Tag haben als ein hitziger und agiler Bewegungstyp, der leicht ist und viel schwitzt.

Wenn unser Körpergefühl funktioniert, gleichen wir die Störung intuitiv aus. Haben wir hingegen den natürlichen Umgang mit uns verloren, indem wir Störungen hinnehmen und mit der Überfüllung von Körper und Geist leben, steuern wir nicht mehr automatisch dagegen. So kann durch jahrelanges Fehlverhalten Unwohlsein und Krankheit entstehen.

Diese Beispiele zeigen eine andere Vorgehensweise der ayurvedischen Prävention und Behandlung an, als die westeuropäische Schulmedizin. Ayurveda behandelt Gleiches mit Gleichem. Wir alle tragen dieses Wissen in uns und sagen direkt: „Klar, das habe ich mir schon immer gedacht!“ Und trotzdem – wenn wir einen Artikel lesen, wo pauschal empfohlen wird, dass wir alle zwei bis drei Liter Wasser täglich trinken sollten, verinnerlichen wir diese Information in unserem Körper-Geist-System, unabhängig von unseren tatsächlichen körperlichen Empfindungen. Damit verwirren wir unsere eigentlichen Bedürfnisse. Sie stumpfen ab und können sich nicht mehr melden, wenn es auf sie ankommt.

Ayurveda kann uns zurück zu unseren wahren Sinneseindrücken, zu unse-

Körper Geist

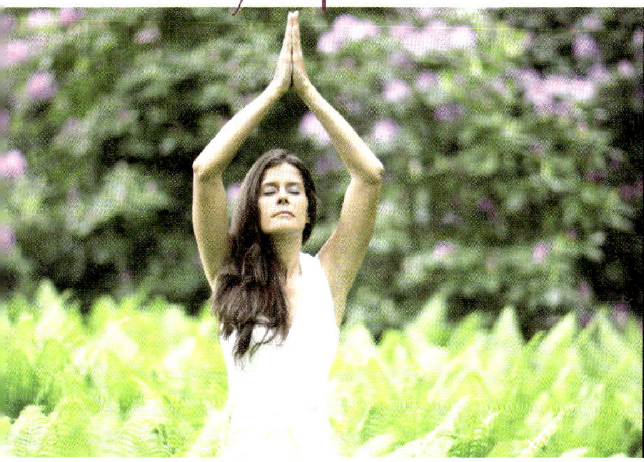

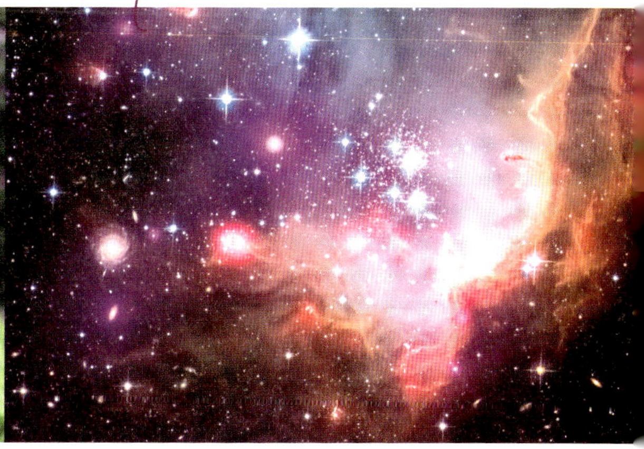

rer realen Wahrnehmung führen. Wir erlangen unsere Eigenverantwortlichkeit für Körper und Geist zurück, sind mündig zu erkennen, was für uns gut ist. Letztendlich kann nur jeder Einzelne wissen, ob er in Harmonie mit sich und der Natur lebt oder nicht. Sind unsere Sinne wach, sind sie der beste Seismograph, den wir für unsere Gesunderhaltung nutzen können. Lassen wir uns nicht mehr fremd steuern. Wir brauchen keine andere Instanz, die wir fragen müssen, wie es uns geht und wie wir uns fühlen. Das klingt merkwürdig, aber genau so verhalten sich viele Menschen.

Stellen Sie sich vor, Sie gehen zu einer Vorsorgeuntersuchung. Sie fühlen sich grundsätzlich wohl, wissen schon vorab, dass der Check-up in Ordnung sein wird. Die Untersuchungen dienen eigentlich nur der Bestätigung ihrer Wahrnehmung. Fühlen Sie jedoch, dass etwas nicht stimmt, sollten Sie diesem Gefühl auch dann nachgehen, wenn die Untersuchungen „gute" Werte bescheren.

Ein Ayurveda-Arzt nimmt sich Zeit für seinen Patienten. Gemeinsam wird anhand der Beschwerde(n) erörtert, auf welche (beginnende) Krankheit dieses Symptom hinweist. Vielleicht ist die Störung noch nicht labortechnisch messbar und ist in dieser Phase mit der rechten Ernährung und anderen einfachen Veränderungen im Tagesablauf auszugleichen.

Mit Hilfe der Puls- und Zungendiagnose sowie einer geschulten Wahrnehmung kann der Arzt erkennen, ob es sich um Krankheitszeichen und Symptome möglicher Frühstadien einer Erkrankung handelt. Nicht selten ist es so, dass der Patient sein Unwohlsein als alltägliche Beschwerden einstuft und nicht als Vorbote einer ernsthaften Erkrankung. Auch gelegentliche Verstopfung bzw. Blähungen sowie innere Unruhe und Ängstlichkeit, Antriebsarmut, starke Müdigkeit oder das Verlangen nach übermäßigem Schlaf können Anzeichen einer Krankheit sein. Wer von uns würde diese Symptome dem Entstehen einer Erkrankung zuordnen? Wir haben nicht gelernt, diesen Veränderungen in unserem Körper-Geist-System die richtige Bedeutung beizumessen, sondern warten ab, bis sich eine Erkrankung zeigt und labortechnisch messbar geworden ist. Eine genaue Darstellung der Frühstadien einer Erkrankung finden Sie im zweiten Band *„New Age Ayurveda – Mein Handbuch"*, das diesem Einführungsband folgen wird.

Schauen wir uns zunächst das ayurvedische Weltbild etwas näher an. Dann können wir besser verstehen, warum wir schon bei kleinen Störungen mit einfachen Regeln gegensteuern können.

2.1 Von den drei Grundeigenschaften zu den fünf Elementen

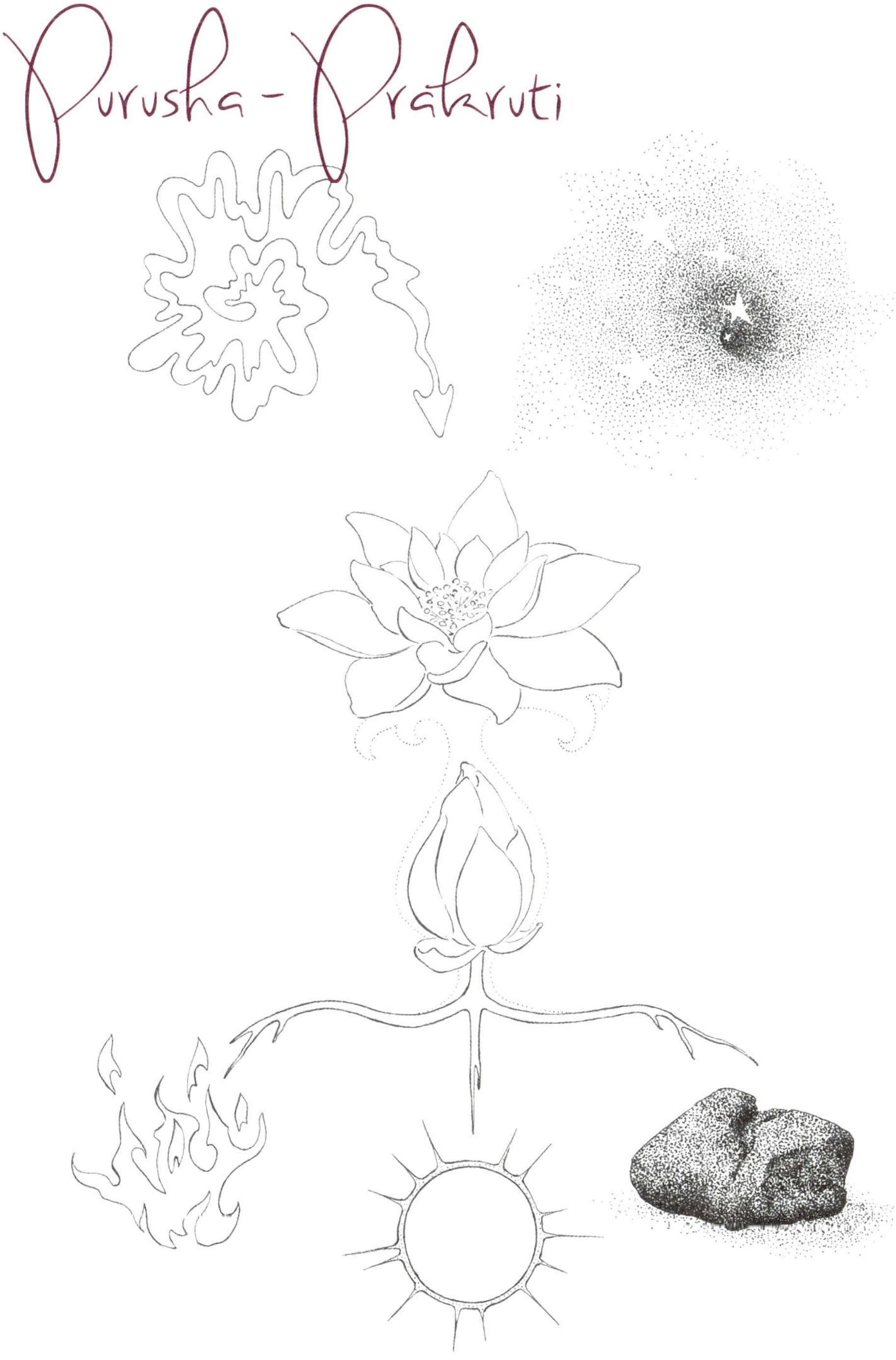

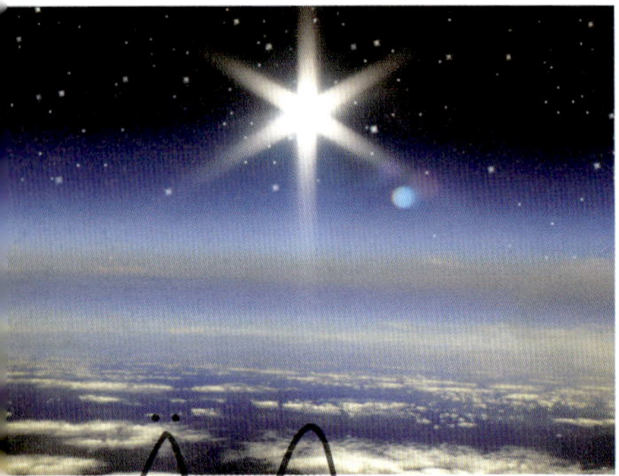

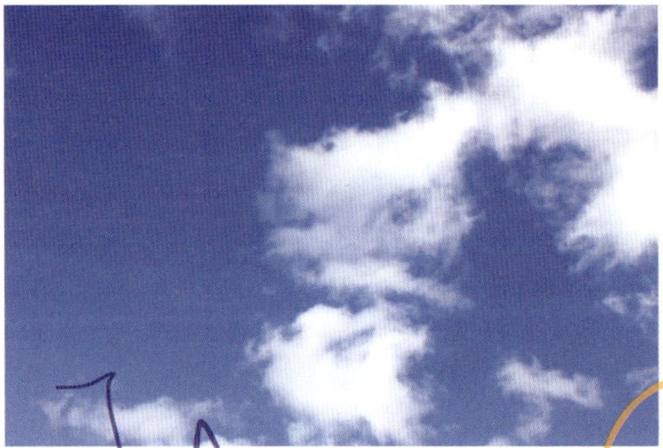

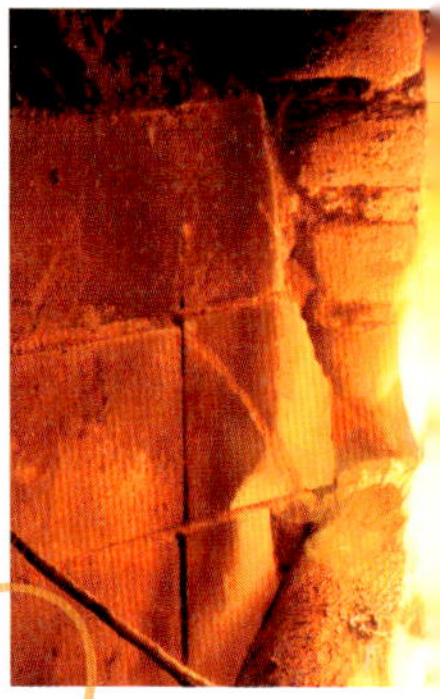

Äther Luft Feuer

Ayurveda sagt, dass der Ursprung allen Lebens in der Vereinigung der überall präsenten männlichen Energie des Bewusstseins mit der weiblichen, kreierenden und erschaffenden Energie begründet liegt. Aus dieser Einheit von Geist und Materie entsteht die kosmische Intelligenz, die in allem Manifestierenden und im Mikrokosmos Mensch enthalten ist. Diese Intelligenz ist es, die eines Tages in uns erwacht, wenn wir unsere Bewusstheit zurückerhalten. Zuvor jedoch bildet sich das Ego heran. Das ist die Wahrnehmung unserer Individualität, unseres Ichs, das uns zunächst von unserem kosmischen Bewusstsein trennt. Das Ego schickt uns durch die Schule des Lebens bis wir irgendwann wieder „All-Eins" werden dürfen. Unser *Ich* wird von Geburt an von einem immer dichter werdenden Mantel an Konditionierungen, Lebensmustern und Gedanken umgeben, der es uns ermöglicht, in unserer persönlichen Welt zu leben. Eine weitere Schicht stellt unser kollektives Unterbewusstsein dar, das uns noch weitere Konditionierungen auferlegt. Wir identifizieren uns bspw. mit der Rolle von Mann oder Frau, als Bewohner eines Landes und tragen in uns viele Leben unterschiedlicher Weltanschauungen und Glaubenssysteme.

Ayurveda unterstützt uns im täglichen Leben und in unserem Bestreben nach Selbstfindung mit zahlreichen Tipps, so dass wir durch die Schichten des Unterbewusstseins hindurch zu mehr Klarheit und letztendlich zu unserem ursprünglichen Zustand der Einheit von Geist und Materie gelangen.

Die kreierende, feminine Kraft trägt **drei verschiedene Grundeigenschaften** in sich, aus denen wiederum die fünf Elemente hervorgehen. Die erste Eigenschaft, *Sattva*, steht für Licht, Klarheit und Reinheit des Geistes. Die zweite Eigenschaft, *Rajas*, für Aktivität, Emotion und Turbulenz und die dritte Eigen-

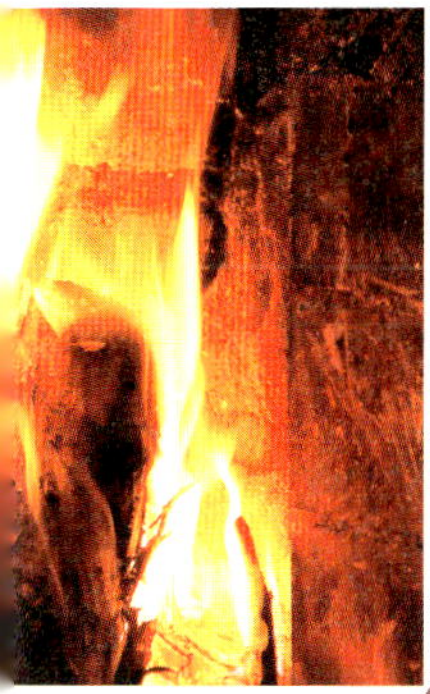

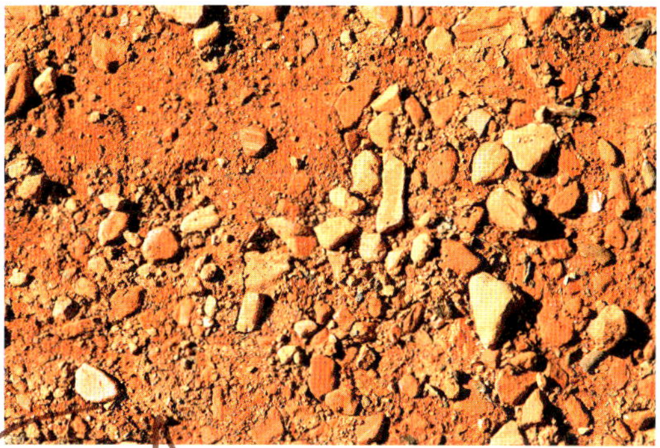

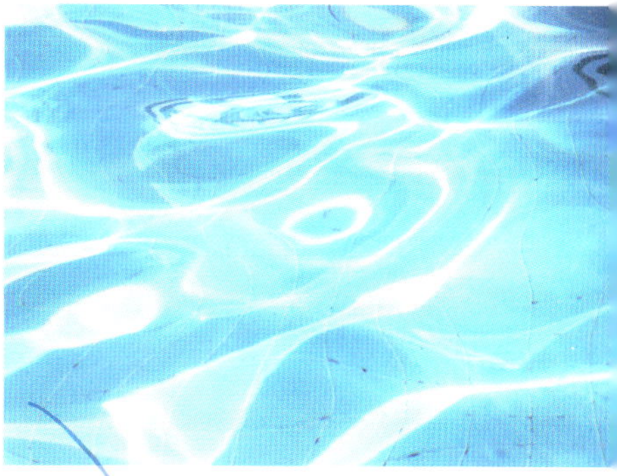

schaft, *Tamas*, für Trägheit, Dunkelheit und Widerstand. Für unser Leben sind diese Eigenschaften notwendig, um uns Licht und Klarheit im Geist zu geben, um uns beweglich und aktiv zu halten, um uns durch genügend Trägheit und Widerstand ausruhen sowie innerlich wachsen zu lassen. Ayurveda betrachtet Klarheit und Reinheit als den Urzustand, sozusagen die X-Achse, zu der wir immer wieder zurückkehren. Im Laufe unseres Lebens stellt sich jedoch leicht ein Ungleichgewicht ein. Stress, Sorgen oder Ängste können dazu führen. Überwiegt daraufhin der träge Zustand, fühlen wir uns dicht, schwer und passiv. Herrscht der aktive Zustand vor, leben wir einer Zukunft als Workaholic mit möglichem Burnout entgegen. Sind wir überwiegend im Licht der Klarheit und Reinheit des Sattva, so lassen wir uns nicht mehr vom Alltag in die dunkleren Geistessphären ziehen, sondern empfinden eine gesunde Distanz zum materiellen Leben. Das bedeutet, wir können unseren täglichen Verpflichtungen nachkommen, ohne dass jegliche Art von Ereignissen einen Einfluss auf unser Befinden haben. Ayurveda zeigt uns, wie wir unsere Eigenschaften in der Waage halten können. Wir können z. B. durch unsere Ernährung unsere geistige Befindlichkeit steuern und vertiefen. Ayurveda nennt uns das Getreide, das Gemüse und die Früchte, die unserem Geist mehr Licht schenken. Ayurveda warnt uns vor den Nahrungsmitteln, die uns in den Zustand der Trägheit führen. Gemäß der ayurvedischen Philosophie gehen aus der Anwesenheit des Beobachters oder auch Bewusstheit genannt, in Verbindung mit der universellen kreativen Kraft Prakruti, das gesamte Universum inklusive der fünf Elemente Äther, Luft, Feuer, Erde und Wasser hervor.

Die drei Grundeigenschaften Sattva, Rajas und Tamas kommen in allen fünf

Elementen vor (siehe auch unten). Das **Ätherelement** – der Raum, in dem wir uns befinden – ist das erste Element. Ohne diesen Raum um uns herum und in uns könnten keine Prozesse ablaufen. Trotzdem ist er sehr subtil. Wir nehmen ihn kaum wahr. In unserem Körper haben wir z. B. auch Raum innerhalb unserer Gelenke, den wir erst bemerken, wenn er sich mit entzündlichen Substanzen verkleinert und die Gelenke schmerzen. Popcorn ist ein gutes Beispiel für ein Nahrungsmittel, das vorwiegend aus Raum besteht: Wir nehmen den Raum kaum wahr, aber ohne ihn gäbe es Popcorn nicht.

Mit Hilfe der **Feuerenergie** können Umwandlungsprozesse stattfinden. Das Feuerelement ist wie die anderen Elemente Äther, Luft, Wasser, Erde aus dem Tamas entstanden und die Elemente enthalten alle drei Gunas: Sattva, Rajas und Tamas. In der Natur brauchen wir die Sonne, um uns zu erwärmen. Das Feuer ist für unsere Körpertemperatur und die Stoffwechselprozesse zuständig. Als Gewürz wären hier Chili oder Knoblauch zu nennen, die uns beide gut erhitzen können.

Das **Erdelement** ist schwer und für die Struktur in unserem Körper zuständig. Unsere Finger- und Fußnägel sowie unsere Zähne sind dem Element Erde zuzuordnen. In der Ernährung vertreten Reis, Weizen, Mineralien und Pastinaken das Element Erde.

Das **Luftelement** brauchen wir nicht nur zum Atmen, sondern auch für Bewegungen aller Art. Wenn wir in einen Sturm kommen, spüren wir am eigenen Leib, welche elementare Kraft von der Luft ausgehen kann. Ohne das Element Luft können keine Prozesse stattfinden, selbst ein Feuer kann nur mit Hilfe von Luft entfacht werden.

Mit dem Element **Wasser** sind wir besonders gut vertraut: Wir schwimmen gerne im Meer, genießen den warmen Regen auf unserer Haut, trinken Wasser, baden in Wasser, kochen mit Wasser usw. Unser Körper besteht zu 45 bis ca. 66 Prozent aus Wasser, je nachdem, ob wir unter- oder übergewichtig sind. Je mehr Fett unser Körper aufweist, umso niedriger ist der prozentuale Wasseranteil. Wir benötigen Speichel, um unsere Nahrung geschmacklich wahrzunehmen. Salatgurke und Zucchini sind Nahrungsmittel mit einem besonders hohen Wasseranteil und werden von Menschen bevorzugt, die zu trockener, rauer Haut neigen.

Wir sehen, dass die in allem enthaltenen Elemente nichts Abstraktes darstellen. Wir können uns nun gut vorstellen, dass diese fünf Elemente in jeglicher Materie in unterschiedlichen Anteilen gemeinsam vorkommen. Jedes dieser Elemente hat spezifische Eigenschaften. Ayurveda hat diese Eigenschaften ausführlich erforscht. Sind wir in der Lage, die bei uns im Körper vorkommenden dominanten Elemente und ihre Eigenschaften zu erkennen, fällt es uns leichter, Disharmonien wahrzunehmen und diese auszugleichen. Kommen z.B. die Elemente Äther und Feuer bei Ihnen verstärkt und die Elemente Luft, Wasser, Erde in geringer Konzentration vor, so werden Sie im Sommer das Bedürfnis haben, mehr Wasser zu trinken, um ihr Feuerelement auszugleichen. Fühlen Sie sich hingegen zu ätherisch, werden Sie zu mehr Wurzelgemüse greifen, weil dieses verstärkt das Erdelement enthält.

2.2 Die Konstitutionslehre: Welcher Typ bin ich?

Eine weitere Säule des Ayurveda ist die Konstitutionslehre, die *Prakruti*. Jeder Mensch wird mit einer Konstitution geboren und behält diese sein Leben lang. Wenn unsere *Doshas* (Bioenergien) durch Stress oder Sorgen ins Ungleichgewicht geraten, werden wir krank. Wenn wir aber darauf achten, dass unsere *Doshas* immer wieder ausgeglichen werden und in ihrer ersten Form bleiben, geht es uns gut. Wir fühlen uns wohl. Dazu müssen wir wissen, welcher *Dosha*-Typ wir sind, welche Konstitution wir haben, dann werden wir auch die kleinen, alltäglichen Ärgerlichkeiten verstehen, wie das besonders schwere Aufstehen am Morgen oder die große Mühe, Gewicht zu verlieren. Wir werden ganz selbstverständlich lernen, damit umzugehen.

Im Ayurveda besteht jegliche Materie, so auch der menschliche Körper, aus den fünf Elementen Äther, Luft, Feuer, Erde und Wasser. Die drei *Dosha*s setzen sich aus immer wieder unterschiedlichen Anteilen der fünf Elemente zusammen und sorgen für den reibungslosen Verlauf der biochemischen und physiologischen Abläufe im Körper. Die drei *Dosha*s heißen *Vata*, *Pitta* und *Kapha*. Jedes dieser *Doshas* ist durch bestimmte Eigenschaften definiert. In unserem Körper kommen alle drei *Doshas* in unterschiedlichen Stärken vor. Bei dem einen ist vielleicht *Vata* besonders ausgeprägt, bei dem anderen eher *Pitta* und bei dem dritten sind *Pitta* und *Kapha* gleichermaßen stark. So spricht man bspw. in einem Fall von einem *Vata*-Typen, wenngleich er natürlich auch immer *Pitta*- und *Kapha*-Elemente in sich tragen wird (die drei *Doshas* kommen bei uns in unterschiedlicher prozentualer Zusammensetzung vor, weshalb wir von 10 Grundtypen und nicht nur von drei sprechen können). Wer sich tiefer mit Ayurveda beschäftigen möchte, kommt nicht umhin, die Konstitutionstypologie zu verstehen, um entsprechend geeignete Maßnahmen effektiv für sich nutzen zu können.

Die Verbindung aus den Elementen Äther und Luft wird *Vata* genannt. *Vata* enthält sowohl die Eigenschaften des Äther- als auch des Luftelementes. Wir brauchen Ayurveda nicht studiert zu haben, um selbst einige Eigenschaften herzuleiten. Äther können wir uns z. B. als fein vorstellen, die Luft als beweglich, rau, trocken und vielleicht sogar kalt. Das sind schon einige Eigenschaften des *Vata*-Menschen. Vielleicht fallen Ihnen noch mehr ein? *Vata* steht für Lebensenergie und ist für die Bewegung und die Nervenimpulse in unserem Körper zuständig. Atmung ist ein Beispiel für *Vata*-Energie in Aktion. Unsere Sprache und unsere Ausscheidung werden von *Vata*-Energie genauso beeinflusst wie unser Kreislaufsystem und unsere Verdauung. Jeder von uns, ob er nun eine *Vata*-Konstitution hat oder eine andere, braucht diese Energie, damit alle körperlichen Funktionen reibungslos ablaufen können. *Vata*-Energie kommt im Körper verstärkt im Dickdarm, aber auch in den Hüften, den Oberschenkeln, den Ohren, den Knochen und dem Tastsinn vor. Wir erkennen, dass sowohl Verstopfung als auch Ohrgeräusche (Tinnitus) und Knochenabbau (Osteoporose) ihre Ursache in einer Erhöhung der *Vata*-Energie haben. Folglich sieht die ayurvedische Therapie für diese Störungen eine Anti-*Vata*-Behandlung vor und nicht nur eine Behandlung der Symptome. Es werden also z. B. nicht nur die Ohren kuriert. Die Patienten mit *Vata*-Störung zeigen meistens noch einige andere Symptome, je nachdem wie lange bereits eine Disharmonie des *Vata-Doshas* vorliegt.

Ayurveda definiert die Verbindung des Feuerelementes mit dem Wasserelement als *Pitta-Dosha*, wobei das Feuerelement in dieser Verbindung verstärkt vorkommt. Dem Feuerelement schreiben wir z. B. die Eigenschaften heiß, hell und klar zu, dem Wasserelement flüssig, nass und kalt. Die *Pitta*-Energie regelt alle Stoffwechselvorgänge in unserem Körper und sorgt für die rechte Körpertemperatur. Hormonhaushalt, Hunger und Durst, sogar unsere Intelligenz werden von der *Pitta*-Energie geregelt. Die *Pitta*-Energie kommt verstärkt im Dünndarm, in Leber und Galle, Blut, den Augen, dem Magen und den Schweißdrüsen vor. Wir können uns vorstellen, dass gerötete Augen, Sodbrennen und übermäßiges Schwitzen auf eine Erhöhung des *Pitta-Doshas* zurückzuführen sind. Wir werden folglich im Ayurveda den geröteten Augen nicht allein mit Augentropfen begegnen, sondern versuchen, das *Pitta-Dosha* generell auszugleichen. Die Verbindung aus Wasser- und Erdelement wird *Kapha-Dosha* genannt. Beim *Kapha-Dosha* ist meistens das Wasserelement mit den Eigenschaften schwer, weich, dicht, zäh, kalt und flüssig dominant.

Das Erdelement fügt die Eigenschaften schwer, inaktiv, langsam und stetig hinzu, um nur einige zu nennen. Das *Kapha-Dosha* sorgt für Festigkeit, Stabilität, Struktur und das rechte Maß an Körperflüssigkeiten und Gelenkschmiere. *Kapha* kommt vorwiegend in unserem Magen, aber auch in den Bronchien, Gelenken, in den Lymphknoten, dem Fettgewebe, den Kieferhöhlen und auf der Zunge vor. Aufgrund der beteiligten Elemente im *Kapha-Dosha* kann ein erhöhtes *Kapha-Dosha* leicht zu Übergewicht, chronischer Bronchitis und zu Entzündung der Nebenhöhlen sowie zu Wassereinlagerungen führen. Sollten Sie mit diesen Störungen des Öfteren zu tun haben, wird es Ihnen gut tun, wenn Sie Ihr *Kapha-Dosha* senken.

3. ERSTE HILFE

ERKENNE DEINE ANLAGEN: DIE DOSHA-KONSTITUTIONSTYPEN

Vielleicht haben auch Sie schon einmal in einer Zeitschrift einen Konstitutionstest ausgefüllt und wissen, ob Sie *Vata*, *Pitta* oder *Kapha* sind. Jeder Mensch ist ein wenig anders, schon weil die Elemente in unterschiedlich hohen Anteilen vorkommen können.

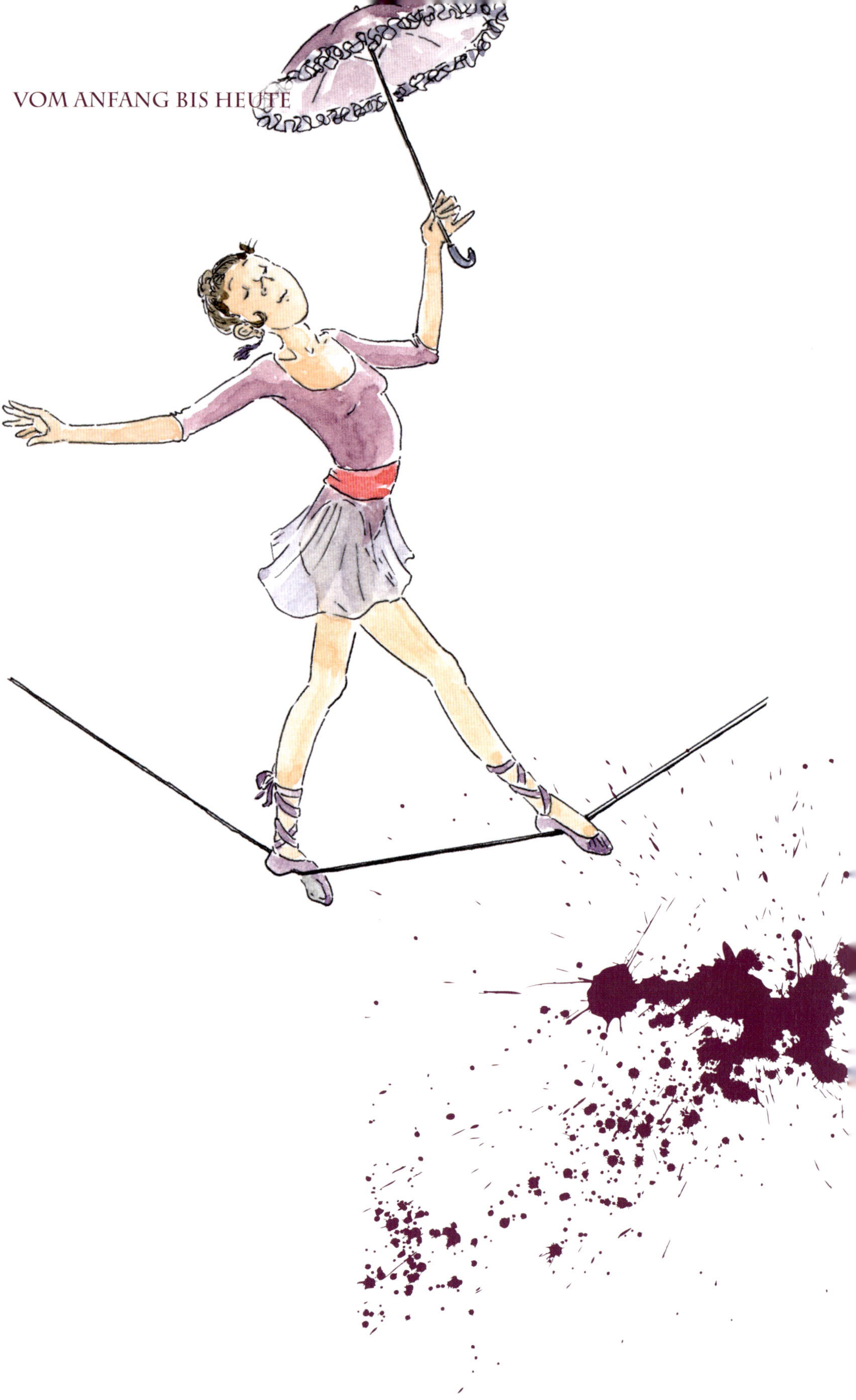

3.1 Der Vata-Typ

Der *Vata*-Typ ist entweder kurzgewachsen und zierlich oder von hoher Statur und feingliedrig. Die Augen sind eher klein, matt und tiefliegend, die Nase schmal und lang, nach unten oder oben gebogen, die Lippen schmal, die Gelenke stehen hervor und die Muskulatur ist spärlich. Der Brustkorb ist flach, die Haare dünn und oft auch kraus. „*Vata*-Zähne" sind unregelmäßig mit zurückweichendem Zahnfleisch. Die Nägel brechen gerne ab und zeigen Rillen. Die Haut bräunt leicht und gut in der Sonne, wenngleich sie davon noch trockener und rauer wird. Doch Wärme im Allgemeinen, als auch die Sonne selbst, tun dem *Vata*-Typus so gut, dass sie/er derlei Nebenwirkungen gerne in Kauf nimmt.

Vata-Menschen sind kreativ, leicht begeisterungsfähig, voller Freude und sehr großzügig. Ihre Augen sind lebendig. Sie sind gerne künstlerisch tätig und scheinen einen Draht „nach oben" zu haben. Deshalb kommen sie immer wieder mit neuen Ideen. Diese Welle der Impulse lässt sie irgendwann ruhelos werden. Sie beginnen immer schneller zu reden und finden das Ende der Sätze nicht mehr. Sie sind sehr nervös und können schon mal ins Stottern geraten. Die Nervosität und innere Unruhe lässt sie öfter mal das Essen vergessen, wodurch sich ihre ohnehin schon unregelmäßige Verdauung mitunter noch verschlechtert. Selbst in entspannteren Lebensphasen reicht ihre Verdauung von sehr gut bis gar nicht und führt schon mal zu Bauchkrämpfen und Völlegefühl. Unsere *Vatas* scheinen die Regelmäßigkeit nicht gepachtet zu haben, was wiederum zu Schlafstörungen führen kann. Der Schlaf ist oftmals unterbrochen und oberflächlich, die Träume größtenteils mit Angst besetzt. *Vatas* trinken und schwitzen wenig. Sie neigen zu knackenden, schmerzenden Gelenken sowie kalten Händen und Füßen. Vielleicht verdienen sie in Berufen der Kreativ-, Medien- oder Agenturbranche viel Geld, doch leider reicht es trotzdem nicht bis zum Monatsende. Das Geld scheint ihnen durch die Finger zu rinnen und das erlernte Wissen bleibt einfach nicht im Kopf. Sie haben eine überaus schnelle Auffassungsgabe und reichlich Ideen und trotzdem fällt es ihnen schwer, ihre Vorstellungen in die Tat umzusetzen. Die *Vata*-Konstitution ist immer im Verbund mit großer Veränderlichkeit und Variabilität – die Bohémians unter den *Doshas*, Künstlerherzen eben.

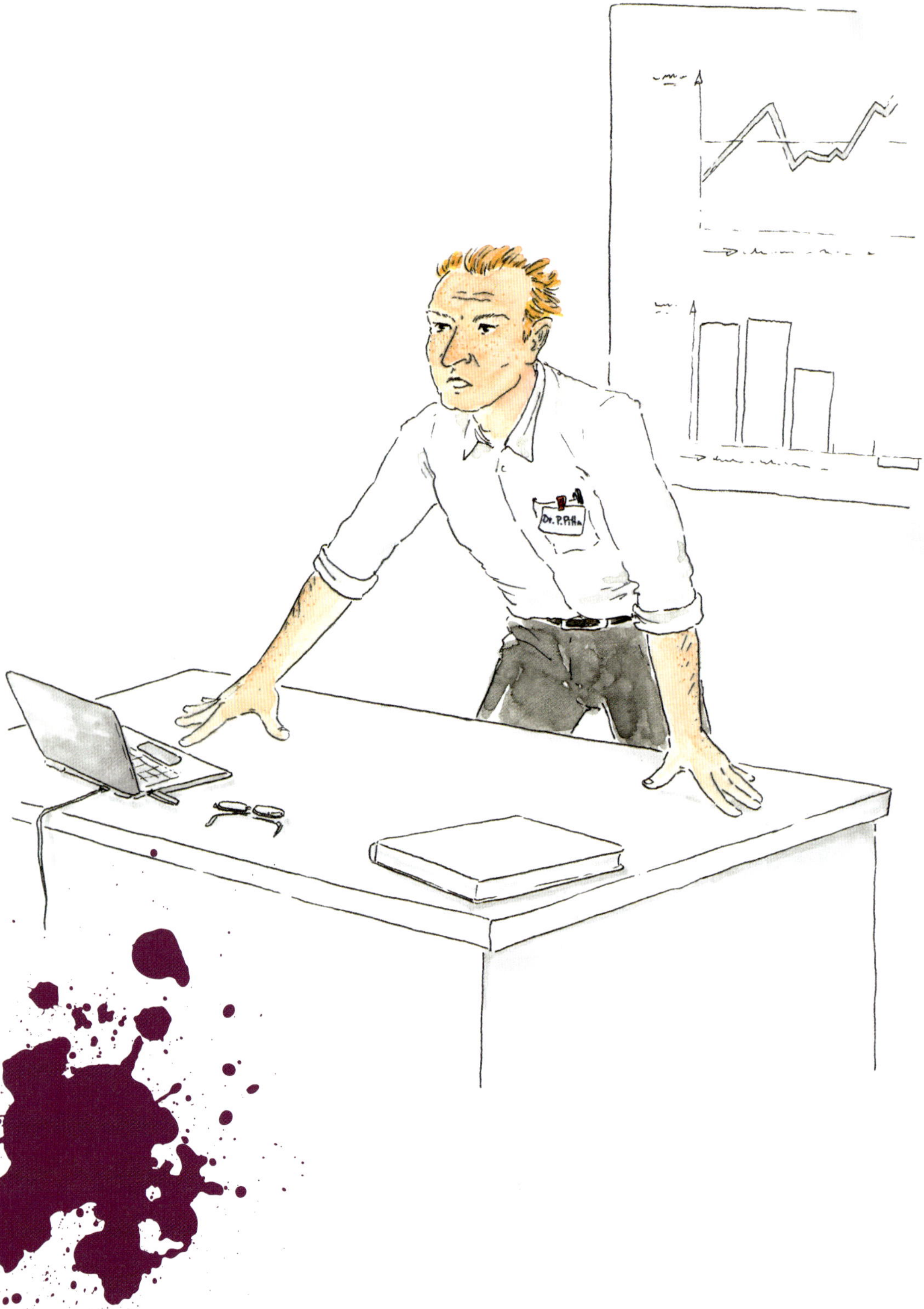
Dr. P. Pilla

3.2 Der Pitta-Typ

Ein *Pitta*-Typ verfügt über eine mittlere Statur, sowohl die Körpergröße als auch die Muskulatur und das Gewicht betreffend. Die helle oder (bei Nordeuropäern) gelblich-rötliche Haut ist weich, warm und ölig. Sie neigt zu Sommersprossen und Leberflecken. In der Hektik erröten die *Pittas* leicht. Auch ihr Temperament kann mit ihnen durchgehen. Die Haare sind eher fein und hell, neigen zu frühzeitigem Ergrauen und dünnen früh an den dafür prädisponierten Stellen aus. Das Gesicht ist eher herzförmig, die Nase spitz, die Augen sind hell, mittelgroß und lichtempfindlich. Dem *Pitta*-Blick scheint nichts zu entgehen. Er wirkt zuweilen stechend und durchdringend. Die Haut sollte vor Sonneneinwirkung geschützt werden, da sie zu Sonnenbrand neigt. Die Zähne sind eher gelblich, das Zahnfleisch meldet sich bisweilen mit Entzündungen und Blutungen. Der Schlaf ist tief und fest, die Träume sind bunt und eher von Abenteuern geprägt.

Pitta-Mitmenschen verfügen über einen gesunden Appetit und einen guten Stoffwechsel. Sie haben wenigstens ein- bis zweimal Stuhlgang pro Tag. Sie vertragen größere Mengen an Essen. Aufgrund des verstärkten Schwitzens fällt es ihnen leicht, zwei bis drei Liter Wasser pro Tag zu trinken. Sie lieben scharfes Essen, was sie leider zu noch größeren Hitzköpfen werden lässt. Sie mögen es, die Kontrolle über ihr Leben und ihre Projekte zu haben. Sie wirken charismatisch und dynamisch und scheinen die Sonnenseite des Lebens gepachtet zu haben, obwohl es ihnen doch relativ schwer fällt, innerlich loszulassen. Sie sind zuweilen sich selbst und anderen gegenüber zu kritisch. Sie scheuen weder Verantwortung noch eine Herausforderung, geben sich gerne kämpferisch und führen als Teamleiter ihr Team geradlinig zum Ziel. Ihre Anforderungen und ihr Ehrgeiz sind hoch. Sie erwarten, dass alle geschlossen hinter ihnen stehen und ihren Hang zu Systematik und Präzision teilen. Ihre gute Auffassungsgabe, Konzentrationsfähigkeit und Intelligenz lässt sie zu guten Lehrern und durch ihr *Pitta* zu feurigen Rednern werden. Haben sie sich einer Sache verschrieben, können sie zu Fanatismus neigen und dabei ihre Objektivität verlieren. Emotional neigen sie schon mal zu Eifersucht und heftigen Wutausbrüchen. Sie geben ihr Geld für sichtbare Werte aus und sparen auf eine größere Anschaffung.

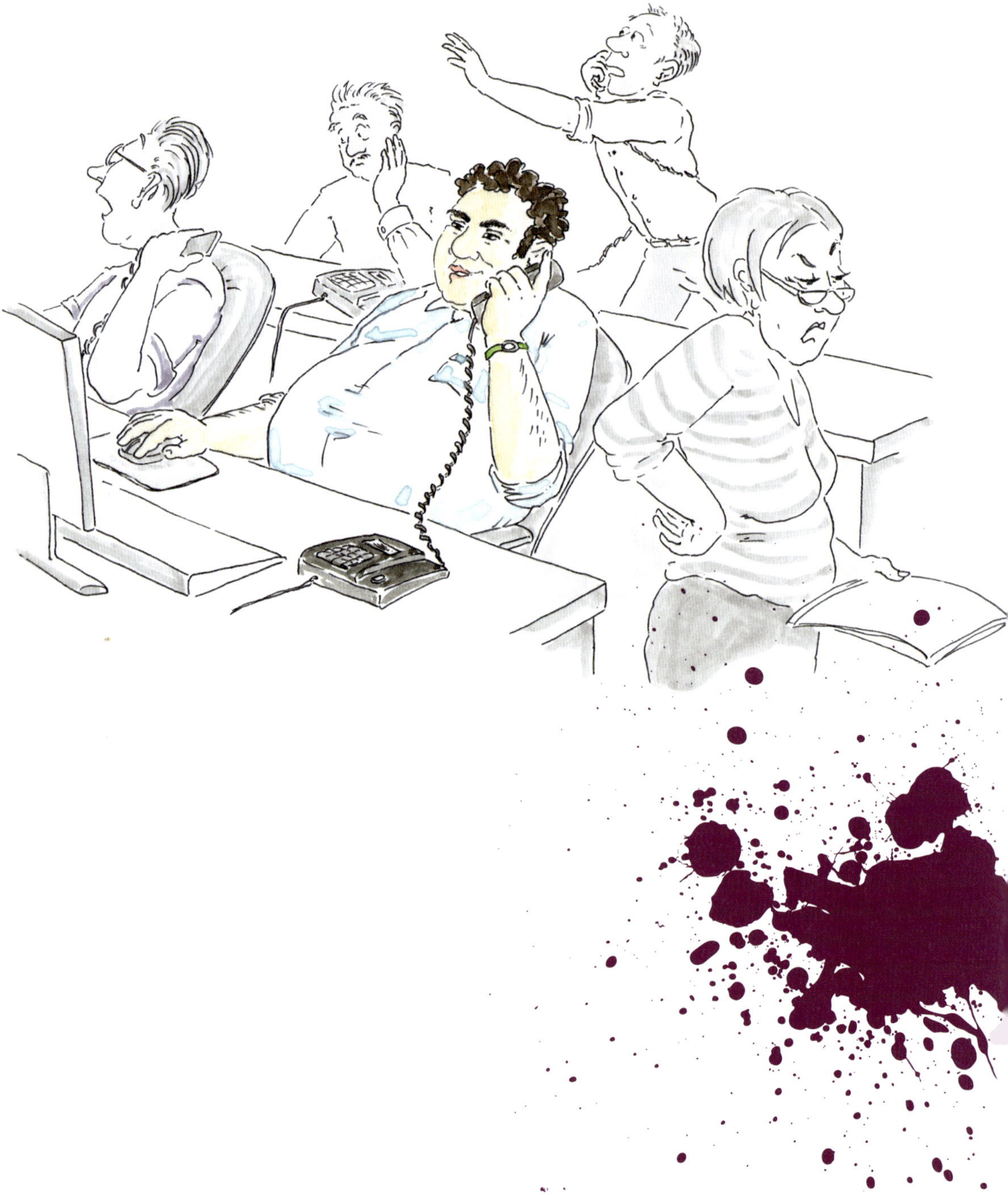

3.3 Der Kapha-Typ

Mit seiner glatten, dicken, weißen, weichen und öligen Haut, seinen großen Augen, dichten und langen Wimpern, korpulenten Augenbrauen, geschwungenen und vollen Lippen und seinen ebenmäßigen weißen Zähnen, die in gesundes, rosafarbenes Zahnfleisch eingebettet sind, gilt der *Kapha*-Typ als der attraktivste der drei Konstitutionstypen. Seine Haare sind traumhaft dick, besonders dicht und weisen bis ins hohe Alter einen seidigen Schimmer auf. Der *Kapha* verfügt über eine kräftige, gut ausgeprägte Muskulatur, seine Haut ist am ganzen Körper straff, er strahlt Stärke und Ruhe aus. Sein Immunsystem scheint durch nichts erschüttert zu werden, sofern er sich im Winter warm hält und zu den rechten Speisen greift. Seine Blässe bleibt auch dann erhalten, wenn er sich über längere Zeit bei starker Sonneneinstrahlung aufzuwärmen versucht.

Der *Kapha*-Stoffwechsel ist eher langsam, *Kapha*-Menschen essen regelmäßig, oftmals aber kleinere Mengen als ihre *Pitta*-Kollegen. Und trotzdem sehen sie aus, als würden sie große Mengen an Nahrung vertilgen. Das Gewicht mag sie nur ungern loslassen, auch wenn sie fasten, was sie selten tun. Ihre innere Gelassenheit und Ruhe verschaffen ihnen zwar viele Freunde, fördern aber nicht gerade den sportlichen Bewegungsdrang. Dem in sich ruhenden *Kapha*-Typ kommt der Bewegungseifer seiner *Vata*- und *Pitta*-Freunde zumeist sehr befremdlich vor. Da macht er es sich lieber irgendwo sitzend oder liegend gemütlich. Er liebt kleine Nickerchen nach dem Essen und langes tiefes Schlafen in der Nacht. Von der Hektik der heutigen Zeit lässt er sich nicht anstecken. Kommt unser *Kapha*-Freund aber erst einmal in Gang, ist er nicht so schnell zu bremsen. Er verfügt über ein gutes Stand- und Durchhaltevermögen. Situationen, in denen Multitasking verlangt wird, sind nicht sein Element. Er mag es lieber stetig und ruhig. Es dauert eine Weile, bis er sich an eine neue Arbeit gewöhnt. Diese wird dann aber mit Bravour erledigt. Er lernt langsam und stetig, vergisst dafür auch ein Leben lang das Erlernte nicht mehr. Seine melodische, wohlklingende und ruhige Stimme lässt ihn zu einem hervorragenden Kommunikator und Redner sowohl im Rundfunk als auch an anderer exponierter Stelle werden. *Kapha*-Typen zeichnen die Eigenschaften Toleranz, Mitgefühl und Liebenswürdigkeit aus. Nur schade, dass sie manchmal das Anhaften übertreiben und daraus äußerstenfalls auch Habgier, Geiz und Besitzgier entstehen können. Verhaftung ist ein Thema des *Kapha*-Lebens. Es fällt ihnen schwer, Gewohnheiten und Menschen loszulassen. Selbst die Kilos und die Wassereinlagerungen wollen nicht weichen. Aber das machen sie natürlich mit ihrer Liebenswürdigkeit und angenehmen Art sowie ihrer fortwährenden Geduld wieder wett.

3.4 Persönliche Konstitution und persönliche Anlagen erkennen: die Bestimmung des eigenen Doshas

Sie werden wahrscheinlich die eine oder andere Eigenschaft in den Beschreibungen von *Vata, Pitta* und *Kapha* als die Ihre erkannt haben und sich jetzt fragen, ob es nicht auch Mischtypen gibt. Ja, es gibt sie, die Mischtypen. Wir alle vereinen in uns verschiedene Anteile von *Vata, Pitta* und *Kapha*. Wenn wir vom Konstitutionstyp sprechen, meinen wir die dominanten Eigenschaften eines *Doshas*, diejenigen die bei uns verstärkt vorkommen.

Um unseren Konstitutionstyp festzustellen, ist es zunächst hilfreich, die folgende Konstitutionstabelle auszufüllen und die auf uns zutreffenden Eigenschaften anzukreuzen. Versetzen Sie sich bitte in die Zeit zurück, als Sie etwa 20 Jahre alt waren. Oder beantworten Sie die Fragen so, wie Sie sich in der überwiegenden Zeit Ihres Lebens sehen, und zwar unabhängig von einer erworbenen Störung oder Erkrankung. Es ist möglich, auch zwei Häkchen in einer Zeile zu machen, sofern das auf Sie zutrifft.

Konstitutionsmerkmale	Vata		Pitta		Kapha	
Körperbau	schlank		durchschnittlich		stark	
Gewicht	gering		durchschnittlich		hoch	
Haut	trocken, rau, kalt		weich, ölig, warm		dick, ölig, kühl	
Haare	trocken, brüchig, kraus		fein, weich, fettig, evtl. rot oder blond		dick, evtl. fettig, gelockt	
Zähne	vorstehend, schief, auseinanderstehend, Zahnfleischschwund		mittelgroß, gelblich, weiches oder blutendes Zahnfleisch		stark, weiß, vollständig, wohlgeformt	
Augen	klein, aktiv		mittelgroß, bohrender Blick		groß, schön, mit starken und dichten Wimpern	
Appetit, Verdauung	variabel, schwach		gut, reichlich		beständig, langsam	
Knochenbau	schmal		durchschnittlich		stark	
Durst	variabel		stark		mäßig	
Stuhlgang	trocken, hart, verstopft		weich, ölig, breiig		dick, ölig, schwer, voluminös	
Muskulatur	schwach ausgeprägt, hart wie Eisen		locker, wohlgeformt		stark ausgeprägt	

Konstitutionsmerkmale	Vata	Pitta	Kapha
Gelenke	herausragend, knackende Gelenke	mäßig sichtbar	bedeckt
Physische Aktivität	sehr aktiv	gemäßigt	träge
Krankheitsanfälligkeit	nervöse Leiden, Arthritis, Neuralgie, Gelenkleiden, Schlaflosigkeit	Übersäuerung des Magens, Hautleiden, Leber und Kreislaufprobleme	Diabetes, Steinleiden, Bronchitis, Nebenhöhlenentzündung, Fettleibigkeit, Wasser- und Schleimansammlungen
Geist	unruhig, aktiv, neugierig	aggressiv, intelligent	ruhig, langsam
Gefühlsextreme	ängstlich, bange, unsicher	aggressiv, reizbar, eifersüchtig	habgierig, possessiv, egoistisch
Glaube, Lebensvertrauen	sprunghaft, wandelbar	fest, evtl. fanatisch	beständig
Gedächtnis	gutes Kurzzeitgedächtnis, schlechtes Langzeitgedächtnis	gut	lernt langsam, vergisst nie
Träume	fliegen, springen, laufen, ängstlich	feurig, wütend, leidenschaftlich, farbig	Ozeane, Wasser, romantisch
Schlaf	unbeständig, wacht nachts leicht auf	kurz, aber tief	schwer, lang
Sprache	schnell, chaotisch, ununterbrochen	scharf, klar, schneidend	langsam, melodisch oder monoton
Beziehung zum Geld	gibt leicht und impulsiv aus	gibt mäßig und methodisch aus	gibt jeweils nur wenig aus, spart gerne
Puls	bewegt sich wie eine Schlange, schwach	bewegt sich wie ein Frosch, stark pochend	bewegt sich wie ein Schwan, langsam
Transpiration	variabel	stark	mäßig
Geschmack, Vorlieben	süß, salzig, sauer	süß, bitter, herb	scharf, bitter, herb
Summe	**Vata**	**Pitta**	**Kapha**

Bitte zählen Sie nun alle Kreuze am Ende der Spalte zusammen – in den meisten Fällen ergeben sich „Mischkonstitutionen", das ist relativ normal. Unter Umständen liegt aber auch ein sehr deutlicher Ausschlag in Richtung eines bestimmten *Doshas* vor. Auf jeden Fall erhalten Sie im Laufe der folgenden Kapitel anhand von Ernährungs- und Lebensführungstipps eine Orientierung.

Falls Sie den Test ausgefüllt haben, wissen Sie jetzt, mit welcher Konstitution Sie wahrscheinlich geboren sind. Ich sage „wahrscheinlich", weil wir ein bestimmtes Bild von uns haben, das nicht unbedingt damit übereinstimmt, wie uns andere sehen. Wenn Ihnen also im Laufe der weiteren Auseinandersetzung mit Ayurveda Veränderungen in Ihrem Selbstbild bewusst werden, so können Sie den Konstitutionstest jederzeit wiederholen und nachsehen, ob Sie Ihre ersten Annahmen beibehalten. Die Grundvoraussetzung im Leben mit Ayurveda ist, ein Gespür für sich selbst zu entwickeln. Sie werden merken, wie Sie mit jeder Seite dieses Buches ein treffsicheres Selbstbild und „Eigengefühl" von sich erhalten.

3.5 Beispiele für die praktische Lösung von Störungen der einzelnen Dosha-Konstitutionen

Einen kleinen Vorgeschmack auf die praktische Umsetzung des Ayurveda soll Ihnen am Ende dieses Buches ein leckeres und überaus gesundes Rezeptbeispiel für alle *Dosha*-Konstitutionen (*Tridishoc Kitchari*, siehe Anhang 3) sowie eine Yogaübung zum „besseren Aufwachen" verschaffen (siehe Anhang 2).

Anhand der oben ausgefüllten Konstitutionstabelle wissen Sie jetzt, welcher *Dosha*-Typ Sie sind. Doch wie können Sie dieses Wissen für sich umsetzen?

Ein intensiver Prozess mit der richtigen Ernährung und morgendlichen Yogaübungen bringt Ihre *Doshas* wieder in ein ausgeglichenes Miteinander. Es gibt auch Übungen, die Ihnen sofort und jetzt lebenspraktisch helfen können. Also, wie genau können Sie augenblicklich und gleich auf Ihre *Doshas* einwirken? Darauf möchte ich im Folgenden anhand einiger Beispiele eingehen.

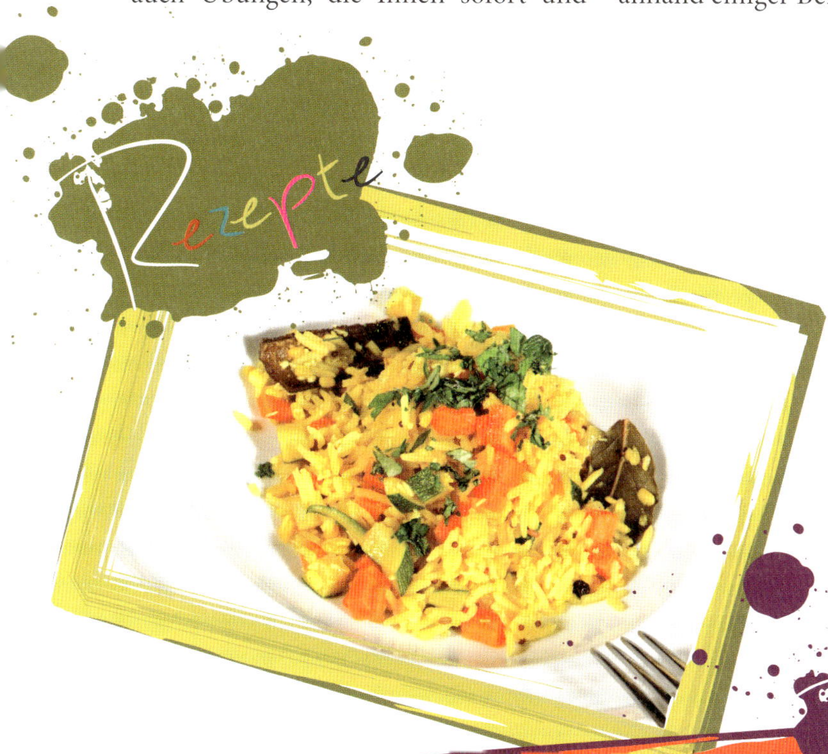

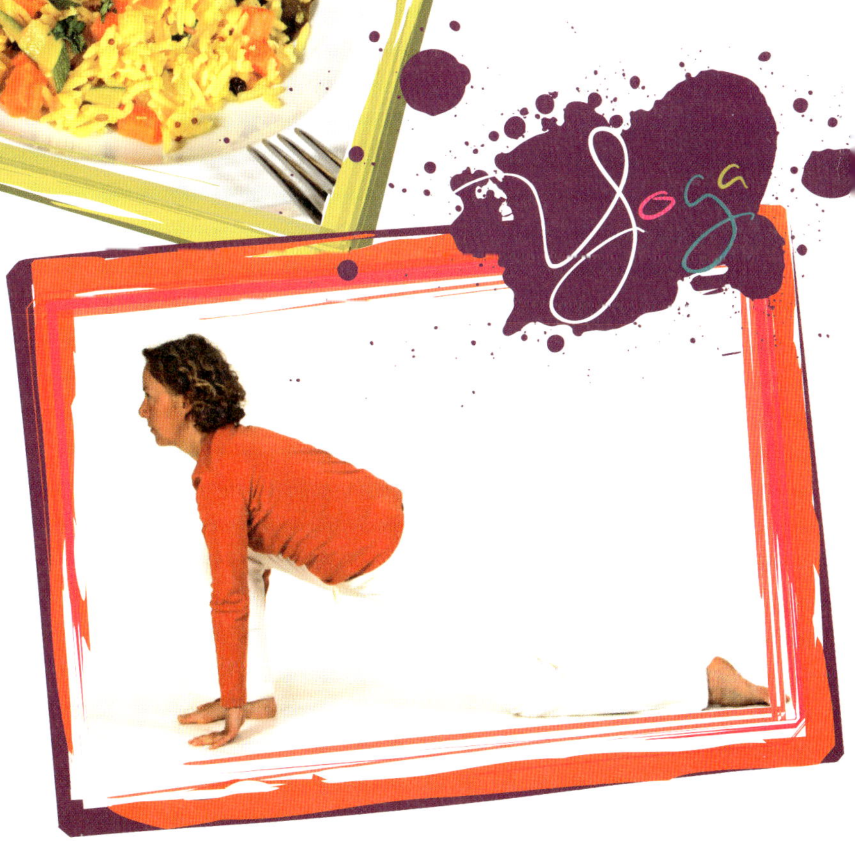

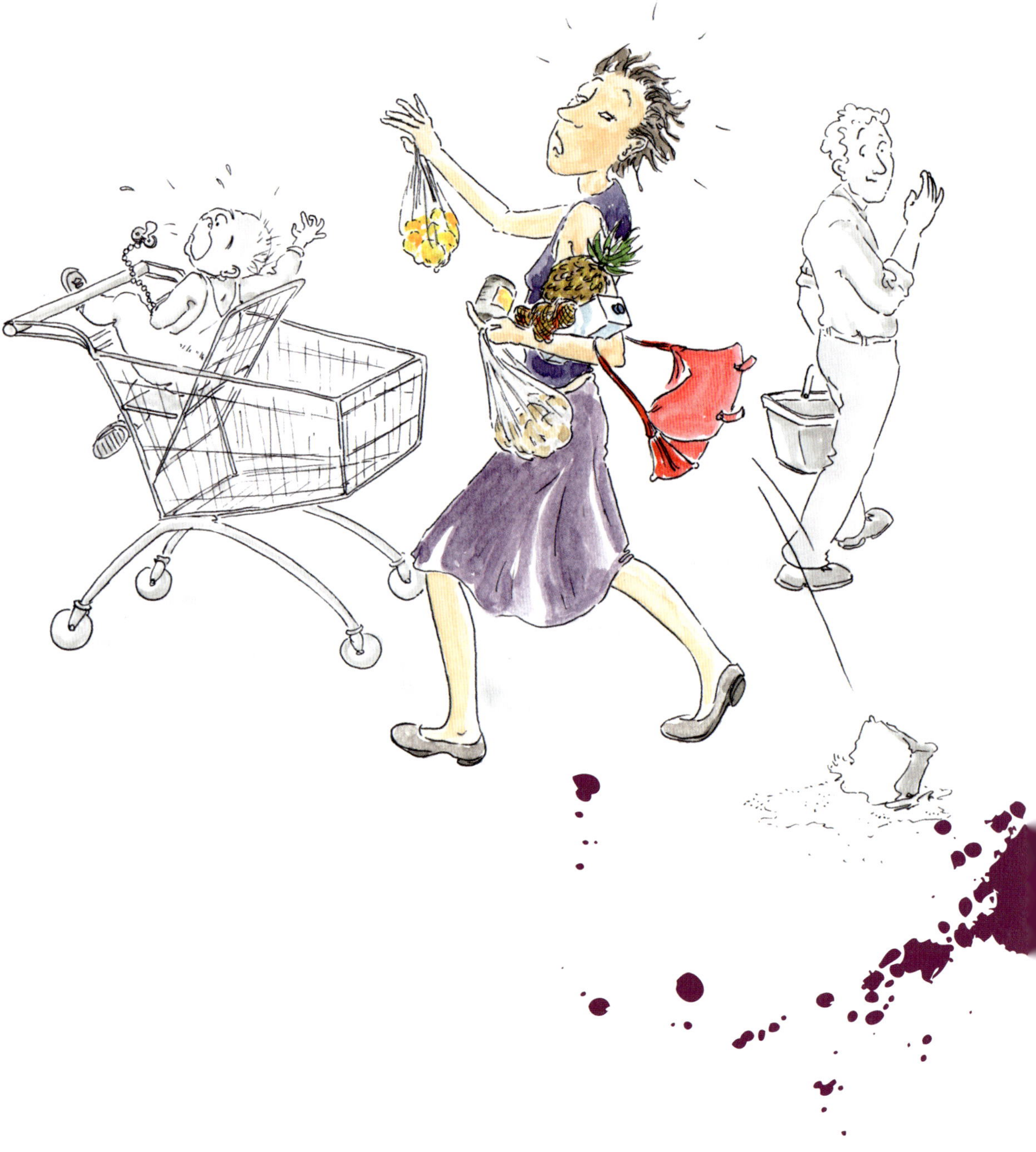

Vata-Störung – Panikattacke im Alltag

Stellen Sie sich vor, nach einem anstrengenden Arbeitstag, bei dem Sie nicht nur die Fehler anderer ausgleichen mussten, sondern auch noch zusätzlich einen ungerechtfertigten Anpfiff vom Abteilungsleiter bekommen haben, holen Sie Ihr Kind aus dem Kindergarten ab. Sie spurten mit dem Nachwuchs unter dem Arm noch schnell in den Supermarkt. Der liebe Nachwuchs sitzt quengelnd im Einkaufswagen, das „Anspannungsfass" ist kurz vor dem Überlaufen. Da passiert es: Der Zucker fällt Ihnen aus der Hand, die Tüte platzt auf und Ihr Büroflirt steht um die Ecke … Ihr Herzschlag trommelt bis zum Hals, das Blut scheint in den Adern zu stoppen, Sie zittern am ganzen Körper, Ihnen wird abwechselnd heiß und kalt, der Atem stockt … Sie könnten geradezu im Erdboden versinken. Panikattacke! Was ist zu tun?

Ayurveda rät: Bleiben Sie bei sich, legen Sie beide Hände auf Ihr Zentrum, dieses liegt zwei Finger breit unterhalb Ihres Nabels. Atmen Sie genau in diesem Moment langsam und tief ein und aus. Ihre Bauchdecke hebt und senkt sich bei jedem Atemzug, halten Sie inne. Spüren Sie, wie Sie mit jedem Atemzug mehr Stille aufnehmen und sich diese Stille in Ihrem Körper ausbreitet. Seien Sie der Beobachter dieses Geschehens.

Schon nach drei bis fünf Atemzügen können Sie über sich selbst lachen, zwinkern dem netten Herrn zu und streicheln Ihrem Kind kurz über die Wange – „no problem" – und schon geht das Leben weiter … .

Auch wenn Sie sich den Ablauf dieser Szene anders vorstellen – in jedem Fall geht es darum, das aus dem Gleichgewicht geratene *Vata* möglichst schnell zu beruhigen. Dazu bedarf es keiner lang ausgeklügelten Diät oder besonderem Yoga: Diese einfache und ruhige Bauchatmung können Sie immer und überall machen und sich sofort wieder einpegeln. Probieren Sie es bei der nächsten Angstwelle oder Panikattacke einfach aus.

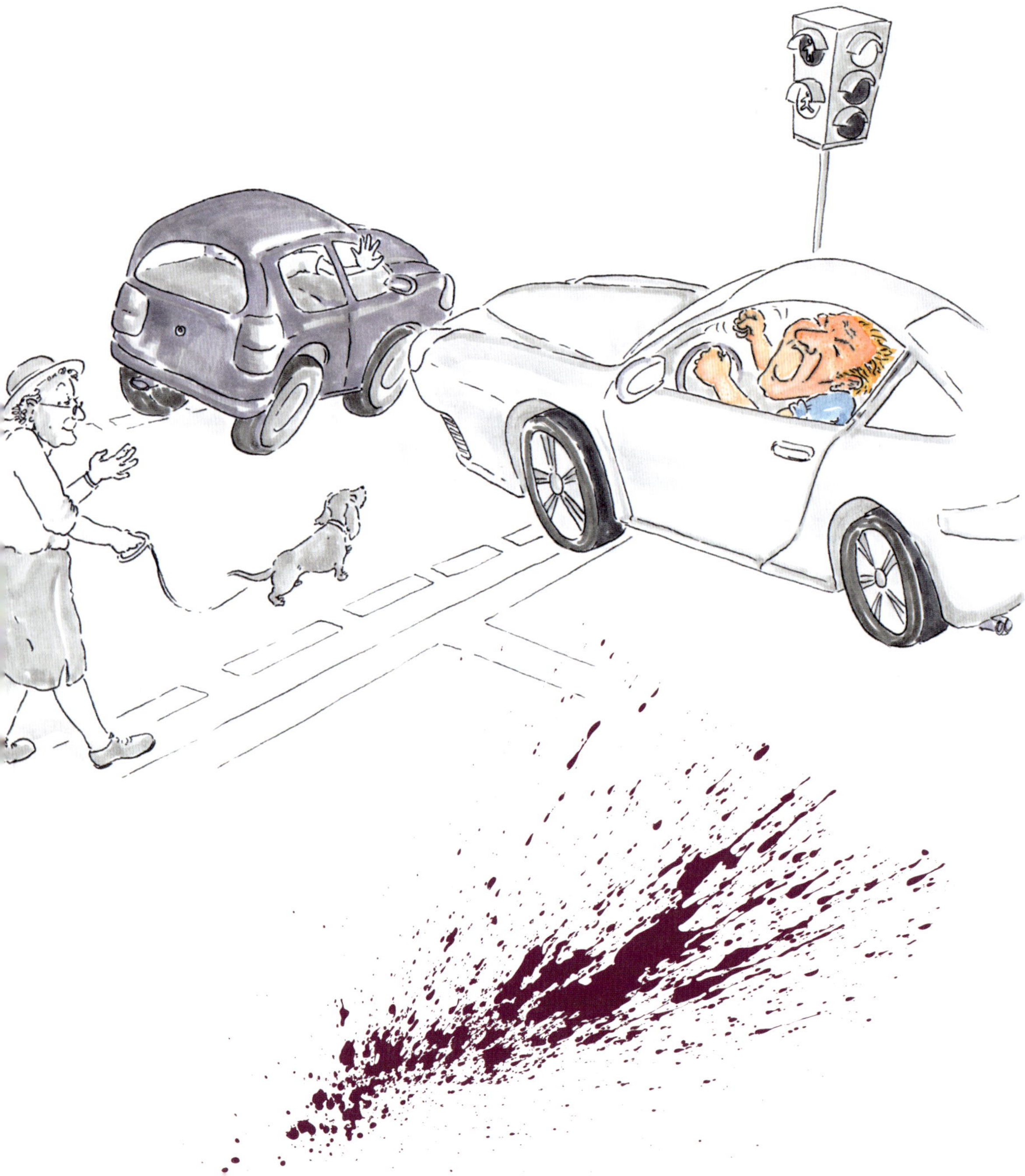

Pitta-Störung – Zeitnot und Wutattacke

Sie wollten noch unbedingt das Buffet für die nächste Betriebsfeier besprechen. Nun sind Sie spät dran. Es ist ein heißer Sommertag, kein Lüftchen weht und Sie wissen genau, dass Ihr Date um 19.30 Uhr am Theater auf Sie wartet. Inzwischen ist es 18.30 Uhr, Sie stehen im Stau und die Klimaanlage Ihres Autos ist auch noch ausgefallen. Normalerweise erfordert allein der Heimweg und der Weg zum Theater bereits eine Stunde. Das Blut pocht in Ihren Schläfen. Sie sind schweißgebadet. Genau in diesem Moment biegt ein Auto, ohne die Vorfahrt zu achten, in Ihre Straße ein und hindert Sie daran, weiterzufahren. Im Auto sitzt eine ältere Dame, lächelt Sie an und zuckt die Schultern und wieder schaltet die Ampel auf Rot. HILLLFFFEEEE! Sie glühen förmlich vor Ärger, Ihr Gesicht ist knallrot angelaufen.

Ayurveda rät: Genau in diesem Moment größter ungezügelter Wut hilft uns die kühlende Atmung *Sitali*. Hierzu strecken Sie Ihre Zunge leicht heraus und rollen die Seitenränder nach oben. Es bildet sich eine Röhre. Atmen Sie langsam und mit einem Zischlaut tief ein und über die Nase zügig wieder aus. Wiederholen Sie die Atmung so lange, bis Sie sich kühl und wieder ausgeglichen fühlen, also ca. acht- bis zehnmal.

Diese kleine und effektive „Cool down"-Atmung kann uns in hitzigen Momenten und bei starker Sonneneinwirkung als natürliche Klimaanlage behilflich sein. Das Ergebnis tritt noch schneller ein, wenn Sie die Möglichkeit haben, Ihre Augen dabei zu schließen.

Besonders interessant dürfte sein, dass nach geglückter innerer Kühlung der Verkehr in der Regel wieder zu fließen beginnt und Sie entspannt und vermutlich sogar noch rechtzeitig zu Ihrer Verabredung kommen.

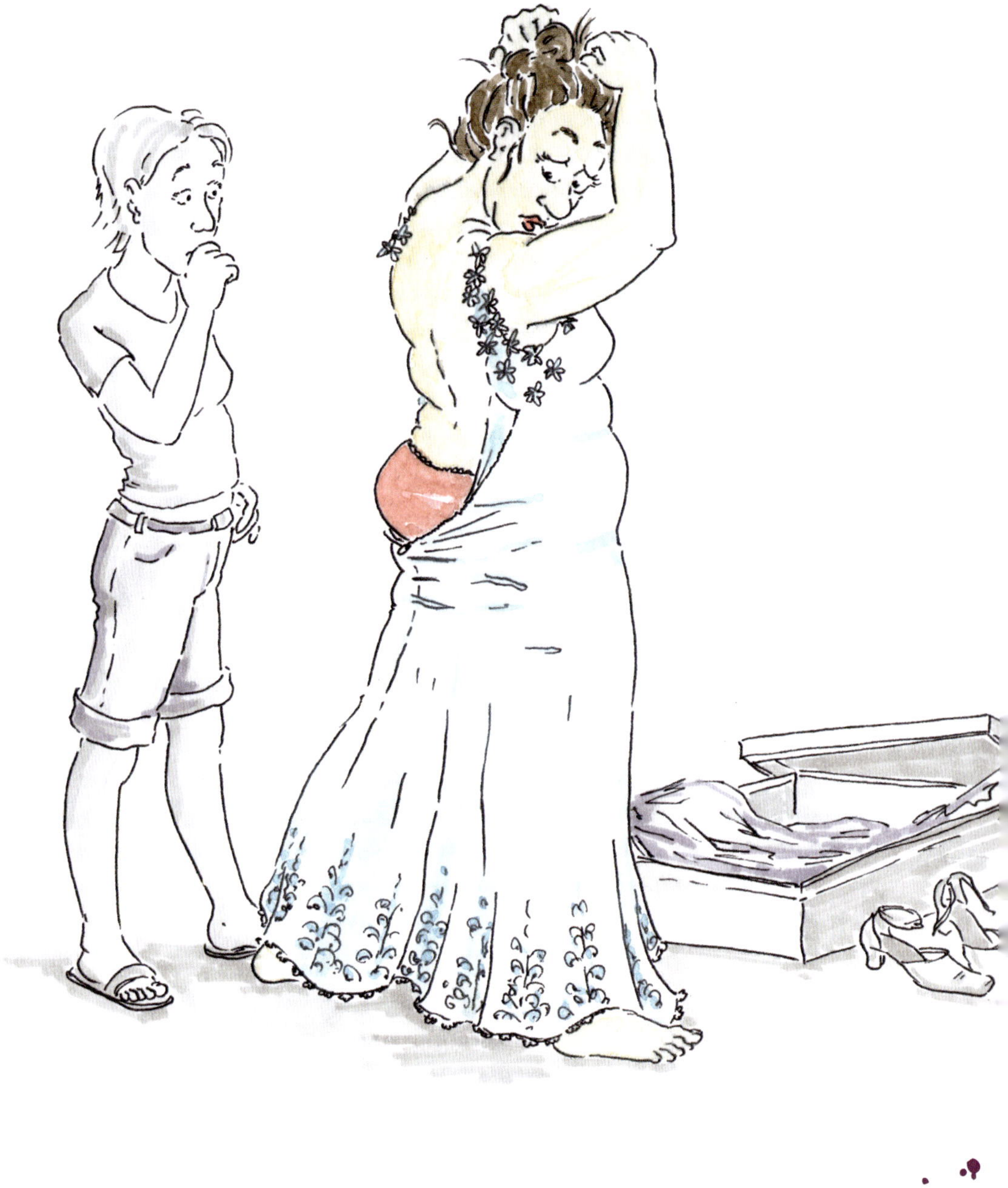

Kapha-Störung –
Hilfe, ich passe nicht ins Hochzeitskleid!

Sie wollen, ohne sich einer harten Diät zu verschreiben, innerhalb von drei Wochen in das bereits gekaufte Hochzeitskleid passen. Und Sie wissen nur zu gut, dass bereits der Gedanke an Gewichtabnahme Sie noch mehr zunehmen lässt. Sie ärgern sich: Hätten Sie doch nur eine größere Konfektionsgröße gewählt ... .

Ayurveda rät: Trinken Sie morgens nach dem Aufstehen eine Tasse heißes Ingwerwasser mit einem Teelöffel Honig. Danach machen Sie es sich auf einem Stuhl oder einem Kissen bequem und beginnen Sie mit der Feueratmung. Dazu sitzen Sie aufrecht, Ihr Blick ist geradeaus gerichtet. Atmen Sie stoßweise tief und zügig durch die Nase aus. Dabei ziehen Sie Ihren Bauch nach innen und oben ein. Die Einatmung erfolgt automatisch, an diese müssen Sie nicht denken. Wiederholen Sie diese Atmung ca. 300- bis 400-mal (max. zehn Minuten) morgens und abends.
Dieser Atemtrick sorgt dafür, dass Ihr Stoffwechsel angeregt wird und Ihr Fett zu schmelzen beginnt. Gleichzeitig sorgt er dafür, dass Sie ein normales Hunger- und Sättigungsgefühl entwickeln. Die Kilos haften nicht mehr so stark an. Sie haben das Gefühl, es gerät wieder etwas in Bewegung. Sollten Sie diese Wirkung verstärken wollen, gehen Sie noch zusätzlich täglich zum Power-Walken und legen Sie einen Obsttag pro Woche ein, an dem Sie alle drei Mahlzeiten durch Obst ersetzen. Mit dem neuen Fatburner passen Sie nicht nur bald in Ihr Hochzeitskleid, sondern nähern sich zusätzlich mühelos Ihrem Wunschgewicht - und das ganz ohne Jo-Jo-Effekt.

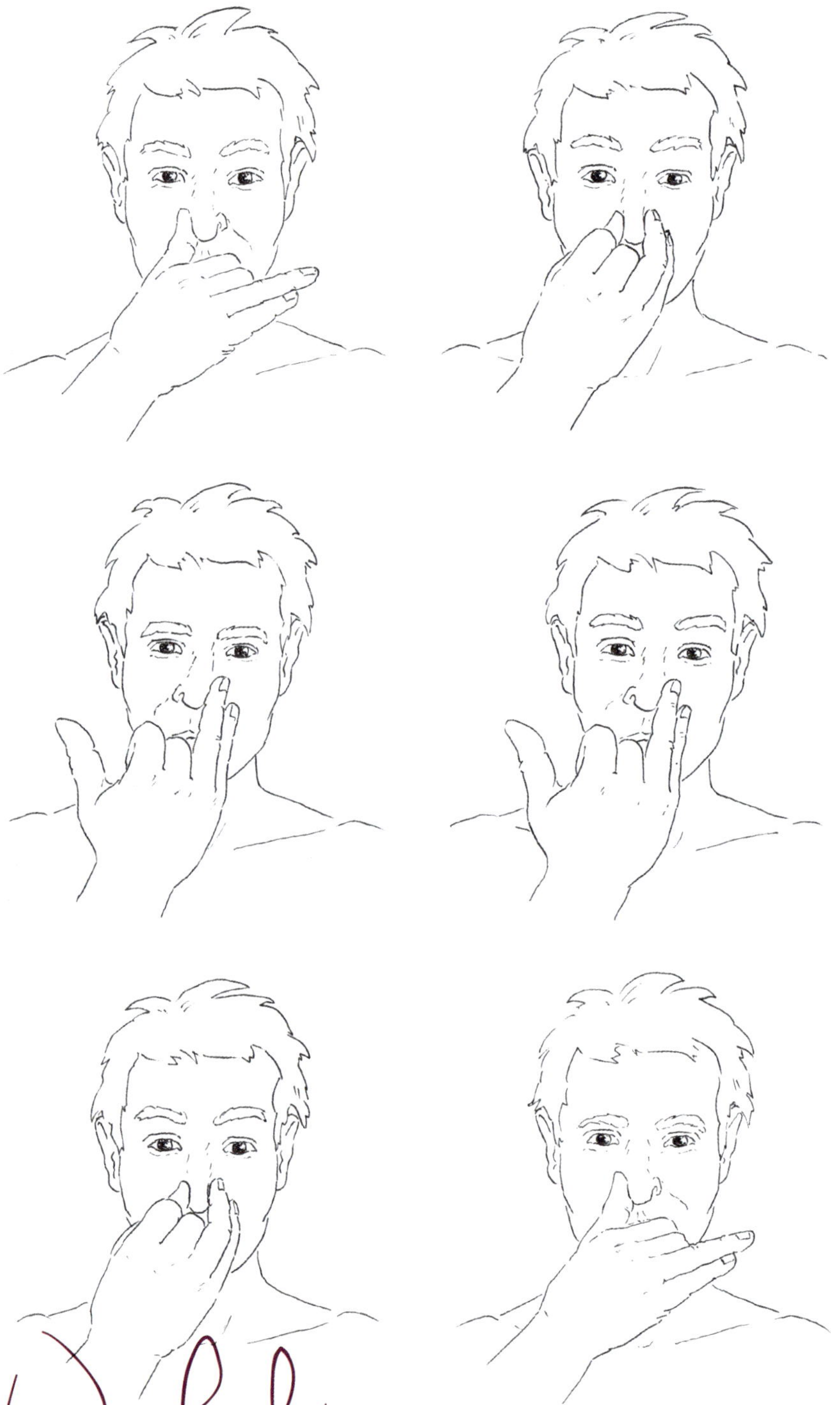

Wechselatmung

Vata-Pitta-Störung – plötzliche nächtliche Energieschübe und die Last des hormonellen Wechsels

Vielleicht sind Sie als Frau gerade in dem Alter zwischen 48 und 53 Jahren und erfreuen sich mehr oder weniger an den Energieschüben, die sich ohne Vorankündigung und vorzugsweise nachts bei Ihnen einstellen. Sie drehen sich von einer auf die andere Seite. Waren eben noch ganz müde und plötzlich könnten Sie die Nacht zum Tag machen, vielleicht sogar tanzen gehen. Ihr Verstand sagt Ihnen, dass Sie schlafen sollten, Ihr Körper sagt Ihnen: „Tue etwas, bewege Dich!" Sie fühlen sich entflammt, Ihre Zellen tanzen Tango.

Ayurveda rät: Am besten ist es, wenn Sie direkt aufstehen, eine lauwarme Dusche nehmen und sich anschließend entweder aufrecht auf einen Stuhl oder kreuzbeinig auf ein Kissen setzen. Verschließen Sie mit dem Ring- und dem kleinen Finger der rechten Hand das linke Nasenloch und atmen Sie vier Takte lang über das rechte Nasenloch langsam ein. Halten Sie etwa vier Takte inne, um anschließend mit dem Daumen der rechten Hand das rechte Nasenloch zu verschließen, die Finger über dem linken Nasenloch zu lockern und über acht Takte durch das linke Nasenloch noch langsamer auszuatmen. Halten Sie wieder ca. vier Takte lang inne und atmen Sie dann erneut über das linke Nasenloch über vier Takte ein. Dabei bleibt das rechte Nasenloch weiterhin verschlossen, dann folgt der Wechsel. Diese Wechselatmung führen Sie in Ruhe ca. 20- bis 30-mal aus. Sie werden spüren, wie Ruhe in Ihr System einkehrt. Sollte Ihnen diese Atmung nicht genügen und Sie noch immer zu viel Hitze im Körper spüren, können Sie wie auf Seite 39 beschrieben die kühlende Atmung, *Sitali*, anschließen. Gut gekühlt und ausgeglichen gehen Sie nach ca. 15 Minuten wieder zu Bett. Ihr *Vata*- und *Pitta-Dosha* ist ausgeglichen. Dem Einschlafen steht nichts mehr im Wege.

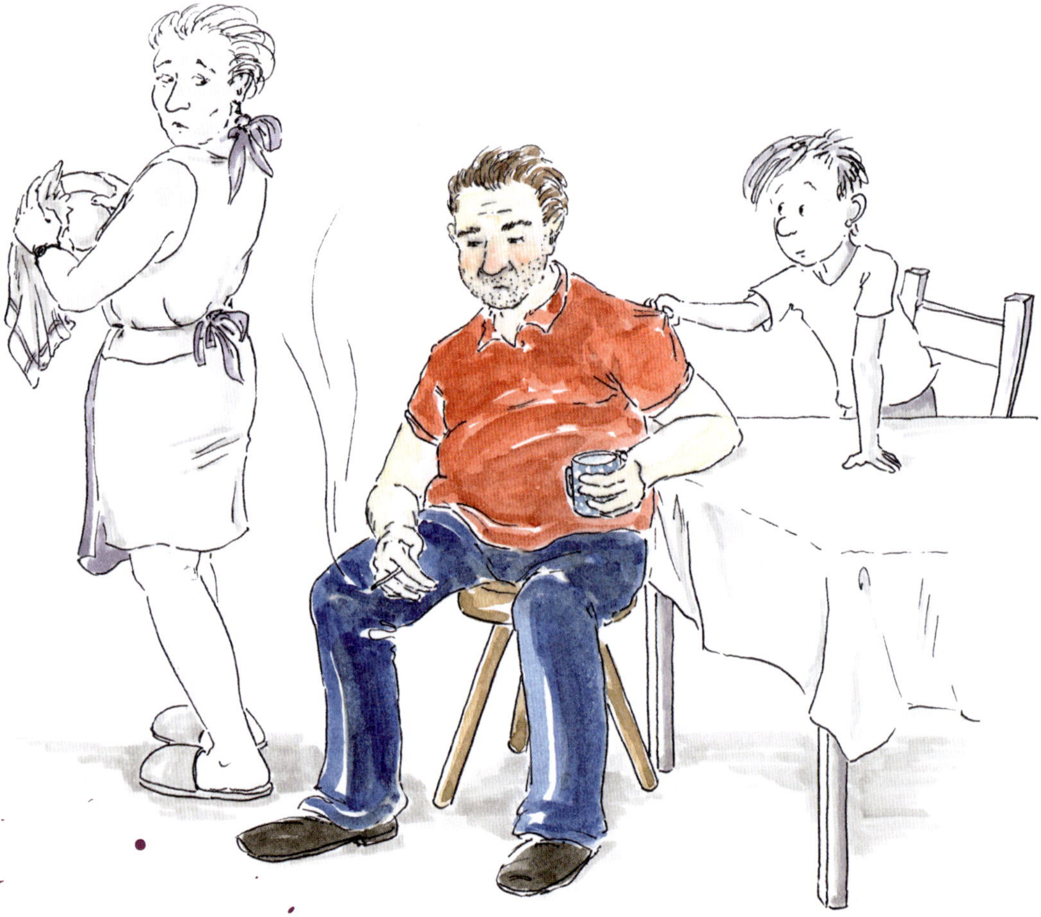

Pitta-Kapha-Störung – Depression und unterdrückte Wut

Nehmen wir das Beispiel des „gutmütigen Familienoberhauptes“, der es jedem recht machen möchte: der Frau, den Kindern und dem Chef. Das führt über Jahre zu einer ständigen Unterdrückung Ihrer natürlichen Aggression und damit auch irgendwann zur Unterdrückung Ihrer Wut. Ihr hitziges *Pitta* wird von Ihrem *Pitta*-Anteil kontrolliert und Ihr *Kapha-Dosha* versucht, diese unterdrückten Emotionen zu halten. Dieser Zustand führt über die Jahre nicht nur zur Vergiftung Ihrer Gedanken, sondern auch noch zur Übersäuerung Ihres Körpers. Sie werden schwerer, unbeweglicher, negativer und freudloser, bis Sie schließlich ganz in die Depression abrutschen und keinen Ausweg mehr sehen. Von dem einst jungen und dynamischen Mitarbeiter, Vater und Ehemann ist nichts mehr übrig geblieben. Alte Freunde erkennen Sie nicht wieder.

Ayurveda rät: Beginnen Sie den Morgen mit einem Glas warmem Wasser, begeben Sie sich dann zu einem Stuhl oder setzen Sie sich kreuzbeinig auf ein Kissen und beginnen Sie mit einer aktivierenden Atemübung, dem *Kapala Bati*. Atmen Sie stoßweise tief und zügig durch die Nase aus und ziehen dabei Ihren Bauch nach innen und oben ein. Die Einatmung erfolgt automatisch, an diese müssen Sie nicht denken. Wiederholen Sie diese Atmung ca. 300- bis 400-mal (max. zehn Minuten). Diese Atmung aktiviert Ihren Stoffwechsel und ist ideal, um eine Entgiftung einzuleiten und Ihren Körper mit Sauerstoff anzureichern. Das wird zunächst nicht so einfach für Sie sein, vor allem wenn Sie sich bereits in einer schweren Depression befinden. Sie können die hier erwähnte Behandlung auch als begleitende Therapie anwenden.

Nehmen Sie sich als Frühstück nur süße Früchte, die sind leicht verdaulich und reichern Sie mit positiver Energie an, denn wir sind, was wir essen! Vor dem Mittagessen empfehle ich Ihnen einen kleinen Spaziergang. Damit laufen Sie nicht mehr Gefahr, rein emotional zu essen und sich zu viel auf den Teller zu laden. Essen Sie vor allem frisches Gemüse und Salate und nur ab und zu etwas helles Fleisch, falls Sie das Gefühl haben, Sie können vom Fleisch nicht lassen. Am Nachmittag können Sie einen Ingwer-Limetten-Tee trinken, der fördert Ihren Stoffwechsel und lässt Sie auch weiterhin aktiv sein. Bevor Sie nach Hause gehen, nehmen Sie am besten Kontakt mit der Natur auf. Ein kleiner Spaziergang, ein Blick in den Teich oder in die

Baumwipfel, ein paar tiefe Atemzüge und schon beginnt der anstrengende Tag sich von Ihren Schultern zu lösen. Bei schönem Wetter können Sie es sich auf einer Bank bequem machen, die Augen schließen und dem Konzert um Sie herum lauschen. So sind Sie gegenwärtig im Moment und der Moment ist gut. Werden Sie sich jetzt Ihres Atmens bewusst: Sie atmen langsam ein und aus. Beobachten Sie, wie der Atem durch die Nasenlöcher ein- und wieder austritt, ganz langsam, die Bauchdecke hebt und senkt sich, ohne dass Sie dazu etwas beitragen müssen.

Zu Hause angekommen, sind Sie jetzt wahrscheinlich offener und klarer, als Sie es normalerweise sind. Sie sind in der Lage sich auszutauschen. Am Abend können Sie eine warme Suppe zu sich nehmen. Ein Rezept dazu können Sie im New Age Ayurveda-Kochbuch nachschlagen, dort gibt es eine große Anzahl verschiedener Suppen, je nach Konstitution. Verzichten Sie auf Alkohol und schweres Essen, Brot und Käse sollten Sie stark einschränken.

Neben den genannten Atemübungen und den kleinen Ernährungstipps wirken vor allem ayurvedische Medikamente unterstützend. Nehmen Sie z. B. *Punarnavarishta*[1], einen gegorenen Pflanzensaft zur allgemeinen Entgiftung (zwei Teelöffel morgens und zwei Teelöffel abends) und als Nervennahrung den Pflanzensaft *Saraswatarishta* (jeweils zwei Teelöffel morgens und zwei Teelöffel abends in das gleiche Glas, welches Sie zur Hälfte mit Wasser füllen). Trinken Sie diese Kräuterweine über drei Monate. Schauen Sie nicht mehr fern, lesen Sie nicht, versuchen Sie Ihrem Verstand etwas Ruhe zu gönnen. Führen Sie sich vor Augen, dass es Ihnen schlecht geht, weil Ihr System überfüllt ist. Lernen Sie wieder, Ihr Unbehagen auszudrücken, lernen Sie, es zu bemerken, wenn Sie mit einer Situation unglücklich sind, Ihnen etwas nicht gefällt. Schieben Sie es nicht auf, es vergiftet Sie sonst erneut. Überfordern Sie sich nicht, geben Sie sich Zeit, um zu entgiften, die rechten Nahrungsmittel zu sich zu nehmen und Gespräche mit Freunden zu führen. Schauen Sie sich dabei zu, wie Sie manches unausgesprochen lassen, wie Ihnen ein anderes Mal die Worte aus dem Mund schießen. Erwarten Sie nicht zu viel von sich. Geben Sie sich in allem Zeit, verurteilen Sie sich nicht, irgendwann tritt eine neue, Ihre innere Balance wieder ein.

---

1 Liste der ayurvedischen Rezepturen siehe Anhang 4

4. DER LEBENSRHYTHMUS DER EINZELNEN DOSHA-KONSTITUTIONSTYPEN

MIT NEW AGE AYURVEDA AUSGEGLICHEN DURCH DEN TAG

Sie haben bestimmt schon mal beobachtet, dass Neuheiten – besonders Außergewöhnliches oder oftmals Verrücktes – aus den USA zu uns „über den Teich" kommen. Die Zeiten, als Yoga und Ayurveda direkt aus dem Osten, sprich Indien und dem asiatischen Raum kamen, sind offenbar vorbei. Beides, Yoga und Ayurveda, wird inzwischen auch in der westlichen Welt praktiziert und dem Lebensstil entsprechend weiterentwickelt. Wir bedienen uns hier der verfeinerten, ursprünglich indischen Methoden und passen diese an unsere Bedürfnisse an. So wird in den USA heute nicht nur Mutter-und-Kind-Yoga, sondern sogar Hunde-Yoga angeboten. Es gibt bei uns nicht nur normales Hatha-Yoga, sondern inzwischen auch eine Art Fitness-Hatha-Yoga, das Bikram-Yoga, das unter 38 Grad Celsius bei einer Luftfeuchtigkeit von 40 bis 60 Prozent durchgeführt wird. Das Bikram-Yoga wird besonders von Sportlern und Showgrößen angenommen. Es erhöht die Fitness und lässt lästige Kilos purzeln. Im New Age Ayurveda hat nicht nur Yoga für unsere körperliche Fitness und Entspannung Raum, sondern auch der für uns so wichtige Lebensrhythmus. Dieser ist natürlich unterschiedlich, je nachdem mit welcher Konstitution wir ausgestattet sind.

Anhand von drei fiktiven, exemplarischen Menschen – Gertrud Vata, Dr. Peter Pitta und Hans Kapha – setzen wir uns nun mit dem Lebensrhythmus auseinander. Welche Stärken und Schwächen bringt z. B. eine *Vata*-Konstitution mit sich? Worauf muss man achten und wie kann man typischen Fehlleistungen entgegenwirken? Dieses Kapitel gibt darüber Aufschluss. Dabei lernen Sie einige der grundlegenden täglichen Praktiken des Ayurveda kennen, die uns aber noch nicht vertraut sind.

So nimmt man im Ayurveda nach dem Aufstehen eine umfangreiche Körperreinigung vor. Angefangen wird mit einem Glas warmem Wasser, dann folgt die Einölung vor dem Duschen und das Schaben der Zunge. All dies sind einfache Anwendungen, die beim Start in den Tag helfen. Es ist gut, diese Gewohnheiten auf unser westliches Leben zu übertragen. Sie sind leicht umzusetzen, geben uns ein gutes Gefühl und stimmen unser Bewusstsein für den Tag auf die Bedürfnisse unseres Körpers ein. Wir finden darin mehr Kraft als in den westlichen Traditionen, in denen z. B. nach dem Duschen erst gecremt wird. Auch die indischen Kräuter und Gewürze erweisen sich in vielen Fällen als stärker und wirkungsvoller als die europäischen.

4.1 Der Lebensrhythmus des *Vata*-Typs

Der Lebensrhythmus eines *Vata*-Typs ist normalerweise sehr schnell, flexibel, fließend und von Ideenreichtum gesegnet. So kann es z. B. Gertrud Vata, nur um der Dame einen Namen zu geben, passieren, dass sie dermaßen von ihren neuen Ideen getragen wird, dass Sie darüber ihr Essen vergisst, sich nicht mehr erinnert, wo sie das Auto abgestellt hat, und sich schließlich um das angeblich gestohlene Fahrzeug sorgt. Außerdem kann es bei länger andauernder Disharmonie ihres *Vata* zu oberflächlichem und unterbrochenem Schlaf kommen, der bei Gertrud Vata am nächsten Tag zu Konzentrationsproblemen führt. Gertrud Vata mag sich nicht in vorgefertigte Schubladen pressen lassen. Sie mag ihre künstlerische Freiheit. Wiederholungen sind ihr ein Gräuel, auch weil sie sich nicht mehr erinnern kann, was am Tag zuvor los war, geschweige denn vor einem Monat. Trotzdem verbringt sie ihre Zeit nicht gerne allein. Sie kuschelt sich gerne warm ein und fühlt sich dabei wohl und geborgen. Körperliche Nähe gibt ihr das Quäntchen Sicherheit, das sie für ihr Wohlgefühl braucht. Gertrud findet man selten an ihrem Arbeitsplatz, meist ist sie gerade unterwegs. Bei den Meetings wippt sie auf dem Stuhl hin und her oder kaut auf dem Kugelschreiber herum. Ihre Augen sind ständig auf Wanderschaft. Sie ist wach und voller Anteilnahme und Begeisterung.

Ein gesunder Lebensrhythmus für Gertrud Vata

Es hilft Gertrud, wenn sie morgens nach dem Aufstehen ein Glas warmes Wasser zu sich nimmt, sich auf ein Kissen setzt und ganz in Ruhe mit der Wechselatmung (siehe Seite 42) beginnt. Das bringt sie schon am Morgen in die innere Harmonie zurück. Durch das Wasser und die Wechselatmung kann sie danach zur Toilette gehen. Ihrer zur Trockenheit neigenden Haut tut es gut, wenn sie sich mit warmem *Vata*-Öl oder mit Sesamöl, das mit Lavendel- oder Orangenaromen angereichert ist, massiert. Danach befreit sie die Zunge mit einem Zungenschaber von den Schlacken der Nacht und duscht mit warmem Wasser. Nach dem Ankleiden – wobei Gertrud zu Naturstoffen wie Bio-Baumwolle, Seide und Kaschmirwolle greifen sollte – folgt am besten eine warme Getreidemahlzeit mit Sojamilch oder, falls Sie es verträgt, mit Kuhmilch. Sie kann sich einen Porridge aus Haferflocken zubereiten, den sie mit Zimt, Kardamom und Kurkuma würzt, mit gehackten Mandeln und Dattelstückchen anreichert und mit zwei Teelöffeln Agavendicksaft süßt. *Vata*-Typen wie Gertrud muss man daran erinnern, sich während des Frühstücks zu setzen. Als Getränk eignet sich ein *Vata* reduzierender Tee der stärkt ihre Nerven für den Tag. Kaffee sollte sie meiden, der würde ihr feines Nervensystem nur zusätzlich in Unruhe versetzen.

Für Gertrud ist es wichtig, dass die Räume, in denen sie sich aufhält, gut beheizt sind. Dass nicht zu viele äußere Reize wie offene Türen und Fenster, diverse Telefonnetze, verschiedene Computer und ein endloses Stimmengewirr auf sie einströmen. Sie würde sich dadurch zu leicht ablenken lassen. In der Frühstückspause kann sie sich eine Tasse Ingwertee mit einem Spritzer Limone gönnen. Zu Mittag bekommt ihr warmes, leichtes Vollwertessen mit einer warmen Suppe vorweg am besten (Rezepte dazu in „*New Age Ayurveda – Mein Kochbuch*"). Vor allem muss sie sich daran erinnern, dass sie sich während des Essens hinsetzt. Sie sollte sich nicht dazu verleiten lassen, mit einem Burger in der Hand in der Mittagspause noch ein paar Einkäufe zu erledigen. Das würde Gertrud aus ihrer Balance bringen. Nach dem Essen tut es ihrer Seele gut, wenn sie sich hinsetzt und sich kurz in die innere Versenkung begibt. Das kann im Sommer auf einer Bank im Park geschehen oder auch auf einem Bürostuhl während der Wintermonate. Das bedeutet, die Augen schließen und die Ohren bewusst öffnen. Es kann sein, dass sie dabei zunächst viele äußere Geräusche wahrnimmt, den Verkehrslärm, Stimmengewirr, Vogelgezwitscher. Nach ein paar Minuten des äußeren Zuhörens beginnt sie vielleicht schon, den inneren Stimmen zuzuhören, den Gedanken. Nach einer weiteren Weile kann sie auch noch ihr eigenes, kleines, inneres Stimmchen wahrnehmen. Dieses innere Stimmchen kommt scheinbar von irgendwoher und flüstert ihr alle Ideen ins Ohr. Es ist die Stimme ihrer Kreativität. Sie braucht nur darauf zu hören und schon sprudelt ihre Ideenkraft wieder. Zehn Minuten genügen, dann ist sie wieder ganz eins mit sich und es steht einem produktiven, kreativen Nachmittag nichts mehr im Wege.

Derart in ihre innere Mitte zurückgekommen, kann am Nachmittag das eine oder andere Meeting stattfinden. Gertrud wird mit ihrer ansteckenden guten Laune und ihrem Ideenreichtum brillieren. Zwischendurch hilft immer mal wieder eine Tasse Tee, der sie aufwärmt,

und ein paar Dehnübungen aus dem Yoga, damit ihr Körper durch das viele Sitzen nicht zu steif wird.
Nach einem warmen Abendessen mit Freunden kann es ins Konzert, zum Ballettabend oder zum Tanzen gehen. Gertrud liebt es, frei zu tanzen. Sie wird dabei zur Göttin, schwebt über die Tanzfläche und es sieht aus, als hätte die Schwerkraft keinerlei Einfluss auf ihren Körper.
Wieder zu Hause angekommen, wartet im Idealfall ein angenehm warmes Duftbad auf sie. Sie schwelgt in anderen Sphären, als die Müdigkeit sie überkommt und sie in ihr wohlig warmes Bett zu ihrem warmen menschlichen Kuschelbär steigt. Diese Nacht wird ohne ängstliche Träume, dafür mit göttlichen Träumen gesegnet sein. – Ein idealer Tag für Gertrud!

4.2 Der Lebensrhythmus des *Pitta*-Typs

Der Lebensrhythmus des *Pitta*-Typs ist dynamisch, ehrgeizig und zielorientiert. Wir nennen unseren wachen *Pitta*-Typ an dieser Stelle Dr. Peter Pitta. Dr. Peter Pitta scheut keine verbale Auseinandersetzung, argumentiert gerne und ist davon überzeugt, dass seine Meinung die richtige ist. An einem Schalter in der Schlange zu stehen, fällt ihm sehr schwer, denn Ungeduld zieht sich wie ein roter Faden durch sein Leben. Wenn es nicht so läuft, wie er es gerne hätte, kann er schon mal verärgert sein. Sein Temperament versucht er zu zügeln, indem er seine Emotionen zu kontrollieren versucht. Das kostet ihn große Mühe und ist gar nicht so gut. Denn gerade in späteren Jahren kann dieses Zurückhalten zu Verspannungen der Rückenmuskulatur und zu Schmerzen führen. Seine Intelligenz lässt ihn verbal sehr pointiert und evident auftreten. Die ihm eigene Systematik des Denkens und Handels verhilft ihm dazu, eine Führungspersönlichkeit und ein guter Lehrer zu sein. Er konzentriert sich gerne auf eine Sache und bringt diese auch zu Ende. Störungen von außen lässt er während seiner Projektarbeit nicht gerne zu. An seiner Tür könnte das Schild „work in progress – bitte nicht stören“ hängen. Im Team mag er eher als Teamleiter denn als Teamplayer fungieren. Er ist sich durchaus bewusst, dass er es versteht, ein Team zu führen, auch wenn ihm das Zuhören und Zulassen anderer Meinungen zunächst schwerfallen sollte. Dr. Peter Pitta mag keine stickigen Räumlichkeiten. Er mag frische Luft, öffnet gerne das Fenster und geht ab und an nach draußen, um sein Gemüt etwas abzukühlen. Es kann passieren, dass er im Winter seinen Mantel vergisst, weil ihm immer warm ist.

Redensarten wie „Ich bin sauer!", „Mir ist eine Laus über die Leber gelaufen!" und „Die Galle läuft mir über!" passen alle zum überschießenden und unausgeglichenen Dr. Peter Pitta.

Ein gesunder Lebensrhythmus für Dr. Peter Pitta

Dr. Peter Pitta fühlt sich morgens nach sechs bis acht Stunden tiefen Schlafes gut ausgeruht, wach und energiegeladen. Er nimmt den ayurvedischen Rat zu einem gesunden und langen Leben gerne an und fügt die ihm gebotenen Leitlinien problemlos in seinen Tagesablauf ein. Er springt aus dem Bett, trinkt ein Glas lauwarmes Wasser und geht danach direkt zur Toilette, denn er verfügt über eine gute Verdauung. Danach setzt er sich ohne zu überlegen leichten Fußes in Bewegung. Es tut ihm gut, wenn er seinen Körper schon morgens aktiv bewegt und z. B. mit dem Sonnengruß (siehe Anhang 2) oder der Dynamischen Meditation (siehe dazu *„New Age Ayurveda – Mein Handbuch"*) beginnt bzw. sich radelnd oder laufend ins Grüne begibt. Die frische Luft und die körperliche Bewegung geben ihm den rechten Start in den Tag. Sein Verstand ist jetzt klar und kühl. Als Nächstes wird er seinen Körper abrubbeln und *Pitta*- reduzierendes Öl oder Mandelöl, das mit Rosen- oder Sandelholz-Aroma versetzt ist, einmassieren. Sodann sollte er sich die Zunge sauber schaben, um danach unter die Dusche zu springen. Wohltemperiertes, nicht zu heißes oder zu kaltes Wasser tut ihm gut. Ist er ein reiner *Pitta*-Typ, kann er auch zunächst warm und später kühl duschen. Das stimuliert seinen Kreislauf und, wenn er mag, kann er sich kalte Güsse von den Knöcheln zu den Knien zum Abschluss gönnen, um seine Venen zu stärken. Peter mag leichte Kleidung aus Naturstoffen. Besonders die kühlende Seide hat es ihm angetan, die ist leicht und angenehm weich auf seiner empfindsamen Haut. Im Winter tauscht er gerne schwere Baumwollkleidung und kratzende Schurwollpullover gegen leichte und weiche Kleidung aus Kaschmir, Wolle und Seide ein.

Sein Frühstück kann aus Obstsalat mit Sojasahne, Haferflocken-Porridge oder aus Amaranthflocken mit Obstsalat bestehen (siehe auch dazu *„New Age Ayurveda – Mein Kochbuch"*). Vollkornbrötchen und Ingwertee wären nicht das ideale Frühstück. Das würde bei Peter Pitta eher zu Blähungen und noch mehr Hitze in Kopf und Körper führen. Zum Frühstück eignet sich grüner oder weißer Tee oder aber ein kühlender *Pitta*-Tee, je nach Jahreszeit und Belieben.

Im Idealfall verfügt Dr. Peter Pitta über ein eigenes Büro, das schlicht und funktionell eingerichtet sein kann und über genügend frische Luft verfügt. In diesem Ambiente bleibt sein Verstand klar und kühl und seine hohe Konzentrationsfähigkeit kommt der Firma noch mehr zugute. In einem Großraumbüro fühlt sich Peter Pitta unwohl und schnell gestört Das kann man an seinem geröteten Gesicht, dem geöffneten, oberen Hemdknopf und der gelockerten Krawatte gut erkennen. Kurz vor der Mittagszeit sollte Herr Pitta nicht mit längeren Diskussionen oder Gehaltsforderungen behelligt werden, denn jetzt schreit sein ganzer Körper nach Essen und er kann dadurch für Andere sehr unleidlich werden. Nach einem guten Mittagessen sieht die Welt schon wieder anders aus. Als Vorspeise ist ein frischer Salat mit italienischem Dressing geeignet, von mayonnaisehaltigen Soßen bekommt Herr Pitta Sodbrennen. Eine warme Gemüsesuppe oder leichte Gemüsegerichte (ohne dicke Soßen) mit Gerste, Couscous oder Reis sind als Hauptgericht gut geeignet. Die Speisen sollten weder zu stark gesalzen sein noch zu viel Chili oder Pfeffer enthalten. Als Nachspeise eignet sich z. B. ein Stück Karottenkuchen oder ein süßes Lassi. Von öltriefenden, gebratenen oder frittierten Speisen sollte Peter Pitta absehen, denn es wird ihm davon übel. Seine Galle wird sich früher oder später beschweren und sein Temperament wird sich am Nachmittag schwerer zügeln lassen. Nach dem Essen mag Peter an die frische Luft-, Wind, Regen oder Kälte stören ihn dabei nicht, im Gegenteil. Er fühlt sich davon erfrischt. Nach einem kurzen Spaziergang kann er sich an ein stilles Plätzchen im Büro setzen oder in der heißen Jahreszeit in den Schatten unter einen Baum, um zu entspannen. Er kann sich dabei vorstellen, wie seine Gedanken langsam zur Ruhe kommen und sich der anfängliche Nebel der Gedanken senkt. Hierbei ist es gut, die Augen zu schließen, denn die werden bei Herrn Pitta schnell überstrapaziert. Aufgrund seiner hohen Konzentrationsfähigkeit neigt er zu Anspannung in der Augen-, Schläfen- und Stirnpartie. Genauso konzentriert wie er in seinen Computer schaut, schaut er auch in seine Umwelt. Diese Anspannung lässt nach, wenn er seinen Blick zwischendurch immer wieder nach innen senkt und dabei versucht, seine Stirn zu entspannen. Der Rücken bleibt dabei gerade und seine Aufmerksamkeit rutscht nach und nach tiefer, bis sie in seinem Bauchraum angekommen ist und er beobachten kann, wie sich der Bauch beim Einatmen langsam nach vorne wölbt und beim Ausatmen wieder flacher wird. Nach ca. fünf bis zehn Minuten der Beobachtung fühlt sich Peter wieder ausgeruht, frisch und zu neuen Taten bereit. Sollte es sehr heiß sein oder sollte ihn die letzte Sitzung vor der Mittagspause geistig erhitzt haben, kann er, bevor er sich in sein Inneres begibt, mit der kühlenden Atemübung *Sitali* beginnen, ca. 20 Ein- und Ausatmungen mit gerollter Zunge genügen (siehe Seite 39).

Im Büro zurück empfinden wir Dr. Peter Pitta als klar und präsent. Er erledigt alle anfallenden Arbeiten hoch motiviert und konzentriert und in der Teambesprechung am Nachmittag ist er in der Lage, andere Meinungen neben seiner eigenen stehen zu lassen. Nach dem Meeting hilft ihm der Drehsitz neben ein paar anderen Yogaübungen am Schreibtisch, seinen verspannten Rücken zu entspannen. Ein kühlender Pfefferminztee sorgt für die nötige Frische in den letzten Bürostunden.

Am Abend zieht es Dr. Peter nach einer leichten, warmen Mahlzeit mit viel frischem Gemüse z. B. zum Doppelspiel auf den Tennisplatz oder zum Bogenschießen und im Winter zum Skisport. Er muss nur etwas aufpassen, dass er im Sport nicht zu ehrgeizig wird, denn der sollte ja der Entspannung dienen. Ordentlich körperlich ausgepowert, dem Alkohol entsagend, sieht Dr. Peter Pitta nach einer kurzen lauwarmen Dusche einer weiteren Nacht mit erholsamem und tiefem Schlaf entgegen.

4.3 Der Lebensrhythmus des *Kapha*-Typs

Der *Kapha*-Typ lebt gemäß dem Motto „In der Ruhe liegt die Kraft!“ und diese Ruhe lässt sich Hans Kapha von niemandem nehmen. Hans liebt die Regelmäßigkeit und vor allem das regelmäßige Essen, auch wenn er nicht so viel essen kann und dieses mäßige Essen bei ihm trotzdem zu einer gewissen Körperfülle geführt hat. Wir alle bewundern Hans, wie er da sitzt, sich die Beschwerden einiger Kunden in stoischer Ruhe und mit viel Einfühlungsvermögen anhört, immer freundlich bleibt, auch wenn eine Person die Stimme gegen ihn erheben sollte. Hans verfügt über ein enormes Gedächtnis, vergisst nie, was einmal geschehen ist, und dient uns gerne als wandelnde menschliche Bibliothek. Die andere Seite dieser Münze ist allerdings, dass er Flexibilität und schnelle Veränderungen gar nicht liebt und somit auch nicht über die helle Begeisterungsfähigkeit seines *Vata*-Kollegen verfügt. Hans lässt sich nur schwer von der einen Abteilung seiner Firma in eine andere versetzen. Wir müssen ihm genügend Zeit geben, um sich auf die neue Situation einzustellen. Seine Einarbeitungszeit ist die längste der drei Konstitutionstypen, aber dafür haben wir einen der verlässlichsten und liebevollsten Mitarbeiter für unsere Abteilung gewonnen. Hans nährt uns alle, wir haben ihn gerne um uns. Selbst im größten Stress bleibt er immer der Gelassene und Ruhige. Hans mag es warm und sitzt im Winter mit dicken Socken und Strickjacke neben der Heizung. Es stimmt also nicht, dass nur diejenigen frieren, die nichts auf ihren Rippen haben, sondern auch diejenigen, die schön weich gepolstert sind, wie Hans.

Ein gesunder Lebensrhythmus für Hans Kapha

Hans Kapha fällt es schwer, nach seinen zehn Stunden Schlaf aus den Federn zu kommen. Er könnte morgens immer noch etwas länger schlafen. Sein Körper und sein Geist fühlen sich schwer und müde an und es dauert eine Weile, bis er sich aus dem Bett gequält hat. Das am Vorabend zubereitete Ingwerwasser, welches er aus einem Stückchen frischer und klein geschnittener Ingwerwurzel hergestellt hat, wärmt er in der Küche noch einmal auf. Es soll ja die Lebensgeister wecken. Er setzt sich an den Küchentisch und trinkt es in kleinen Schlückchen. Danach geht er zur Toilette, auch hier verweilt er einige Zeit, aber wie immer geht alles seinen geregelten Gang. Als Nächstes setzt er sich auf einen Stuhl und muss sich wirklich bemühen, die Feueratmung (siehe Seite 41) zu machen. An mehr ist beim besten Willen nicht zu denken. Nach 20 Ausatmungen fühlt sich Hans völlig erschöpft, aber er weiß, dass weitere 380 Ausatmungen für seinen Stoffwechsel ideal wären. Er muss sich die Nase schnäuzen, denn die ist morgens meistens verstopft. Er bemüht sich weiter, und ganz langsam wird er durch die kräftige Ausatmung immer wacher. Jetzt hat er die Wahl zwischen Dynamischem Sonnengruß und Dynamischer Meditation. Beides tut ihm gut. Er entscheidet sich für den Sonnengruß, der dauert nicht so lange, und außerdem muss er dabei nicht hoch- und runterspringen.
Es folgt das Abrubbeln des Körpers mit einem harten und rauen Hanfhandschuh und des Rückens mit der Naturbürste. Ölen wäre angenehmer. Aber für Hans ist der kratzige Handschuh besser, da er die Durchblutung anregt und somit den Stoffwechsel. Seine ölige Haut braucht leider kein Öl, es würde sogar seinen Stoffwechsel noch weiter verlangsamen. Dann folgen das Schaben der Zunge und das anschließende Duschen mit warmem Wasser. Baden ist auch nicht erlaubt, das macht träge. Das Ankleiden macht Spaß. Hans mag gute Kleidung und gute Stoffe. Seine Designeruhr passt ganz ausgezeichnet zu seinem Anzug. Gut, dass er jeden Monat Geld übrig hat und sich vom Ersparten einige Extras leisten kann. Ein großer Einkäufer ist er nicht. Oft geht er ins Geschäft, steht kurz vor der Entscheidung und geht wieder unverrichteter Dinge nach Hause. Wer weiß, wozu er dieses Geld noch brauchen kann. Manche würden ihn als geizig bezeichnen, dabei ist er doch nur sparsam.

Nun könnte das Frühstück folgen, doch das lässt er besser weg, denn heute verspürt er nur Appetit und nicht wirklich Hunger. Diese Ayurveda-Welt ist schon verrückt. Haben wir nicht gelernt, dass wir wie die Kaiser frühstücken sollen und wie die Bettler zu Abend essen? Doch das trifft für die *Kapha*-Typen nicht zu. Hans zuckt die Schultern und erlaubt sich eine Tasse starken Kaffee.

Hans liebt sein bequemes Auto, obwohl er zwei Straßen weiter arbeitet und mit dem Fahrrad fahren könnte. Nun gut, heute fährt er mal mit dem Fahrrad zur Arbeit, schließlich scheint die Sonne und er kann sich nicht mit Regen herausreden. Nach soviel physischer Aktivität fühlt sich Hans schon etwas frischer. Er hat einen Witz auf den Lippen und den Schalk im Nacken. Irgendwie führt der Ayurveda ja doch zu mehr Schwung im Leben, denkt er. Jetzt kann er loslegen: Hans führt viele Telefonate, Gespräche mit Kunden und Kollegen und alle haben ihn lieb. Langsam kommt der Hunger, obwohl er zuvor noch eine Tasse *Kapha*-Tee getrunken hat, der Tee belebt und sättigt etwas. Endlich Mittagessen. Hans darf sich in der Kantine nach der Gemüsebrühe das mit Chili gewürzte Tandoori-Hühnchen mit Gemüse und Hirse auffüllen. Das leckere Ciabatta mit Kräuterbutter und die verlockende Kürbiscremesuppe mit Sahnehäubchen sollte er links liegen lassen, schade. Er wird trotzdem satt. Jetzt ist Hans aber richtig müde. Ein Nickerchen wäre schön, wenn es doch nur eine bequeme Liege gäbe. Hans folgt seiner Vernunft nur schweren Herzens und quält sich nach draußen, um ein paar Schritte zu gehen. Er mag die frische Luft nicht so gerne und nur so lange die Sonne scheint. Er versucht beim Gehen langsam und tief zu atmen. Sein Spaziergang führt ihn beim Café Sandler vorbei. Die Verlockung eines Cappuccino mit Sahne und Schokoladenstreuseln ist sehr groß, doch er möchte sein Gewicht halten und trinkt deshalb einen doppelten Espresso, nur heute – weil er so fleißig war. Den Butterkeks lässt er auch weg, schließlich hat er heute Abend noch eine Verabredung zum Essen.

Zurück im Büro schließt er im Sitzen auf seinem Bürostuhl kurz die Augen. Nach etwa fünf Minuten schreckt er hoch. Er muss kurz beim Meditieren eingeschlafen sein. Das Klingeln des Telefons hat ihn geweckt, die Arbeit belebt und beflügelt ihn jetzt. Er nimmt die Herausforderungen gerne an, obwohl er Konflikte scheut. Er weiß, wie er sie meiden kann. Später noch etwas *Kapha*-Tee mit Ingwer, das hilft über den Tiefpunkt am Nachmittag hinweg. Er genehmigt sich einen kleinen Cracker dazu, hat der doch kaum Kalorien. Hans versteht nicht, dass die meisten seiner Kollegen schon nach Hause gegangen sind, hat er sich doch gerade erst warmgelaufen. Er fühlt sich am frühen Abend fit, kann sich gut konzentrieren und hat noch jede Menge Kraft und Energie, die Präsentation für nächste Woche vorzubereiten. Beneidenswert, wie seine *Vata*- und *Pitta*-Kollegen finden. Von der Arbeit beflügelt, radelt Hans nach Hause, dank seiner *Kapha* reduzierenden Lebensweise hat er jetzt noch nicht mal so richtig

Hunger. Er freut sich auf seine Freundin, die mit viel Verständnis für seine Konstitution Gemüse gedämpft hat und einen Basmatireis dazu serviert. Zum Nachtisch gibt es gebackenen Apfel mit Ingwer und Zimt. Gemeinsam gehen sie nach dem Essen noch etwas spazieren, um danach zum gemütlichen Teil des Abends überzugehen. Hans Kapha gibt seiner quirligen *Vata*-Freundin gerne etwas von seiner Ruhe ab, die wiederum belebt ihn mit ihrer lebendigen Art und immerzu neuen Einfällen. Sieht ganz nach einer idealen Partnerschaft aus, sofern Hans gewillt ist, ihr beim Aufräumen der Küche behilflich zu sein, denn dabei hat sie als *Vata*-Typ so ihre Schwierigkeiten.

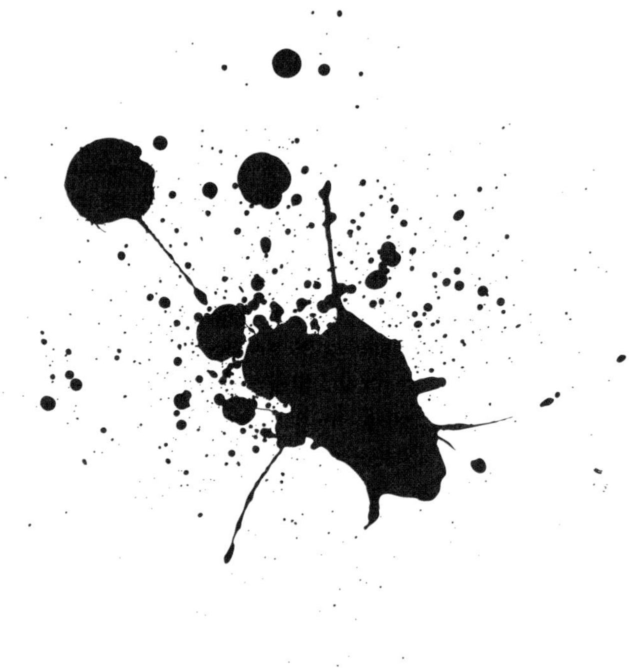

Chai Tee

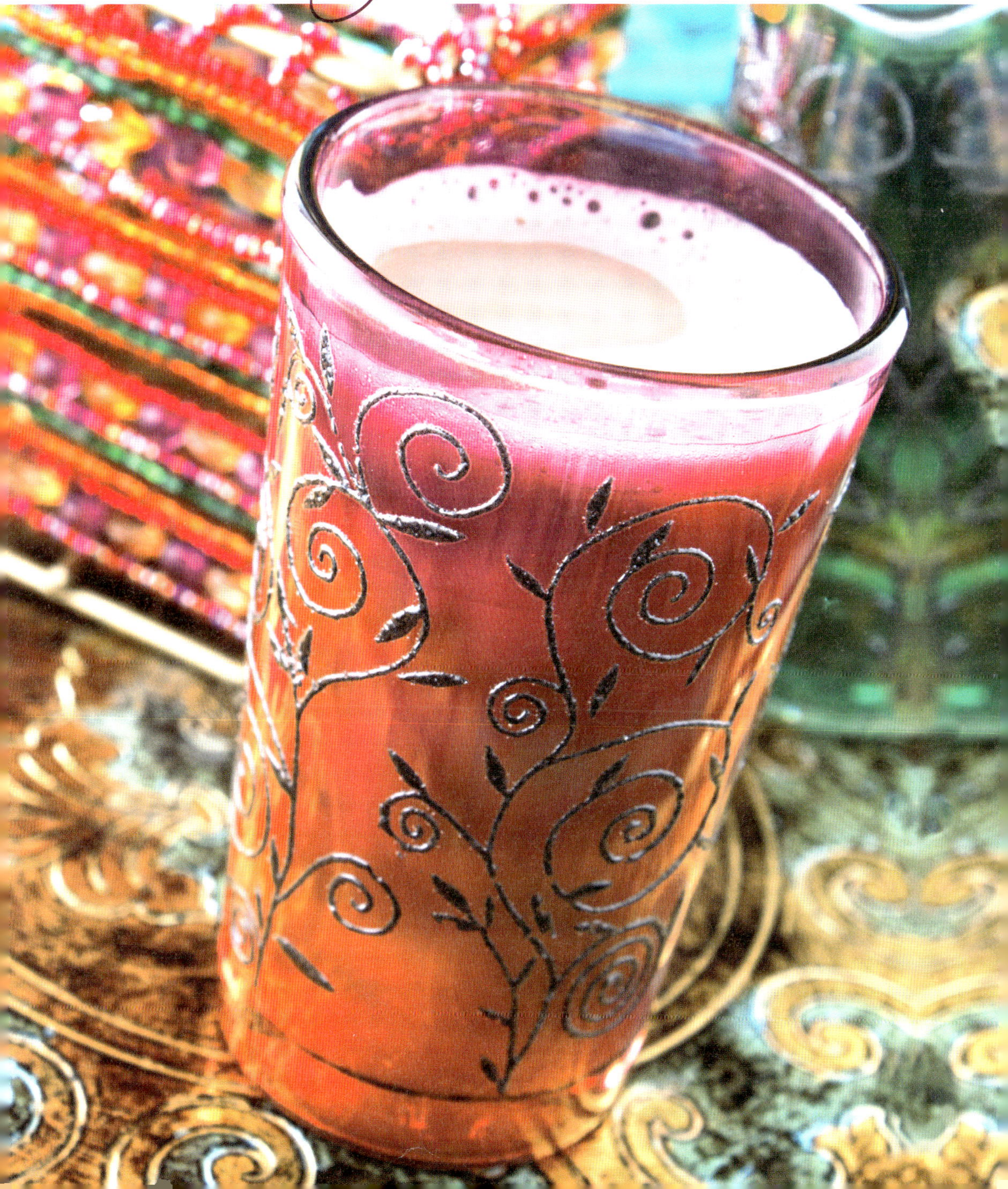

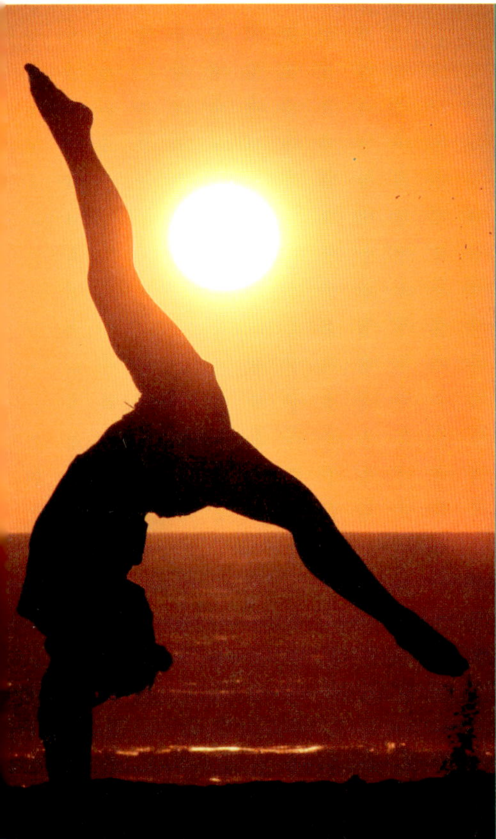
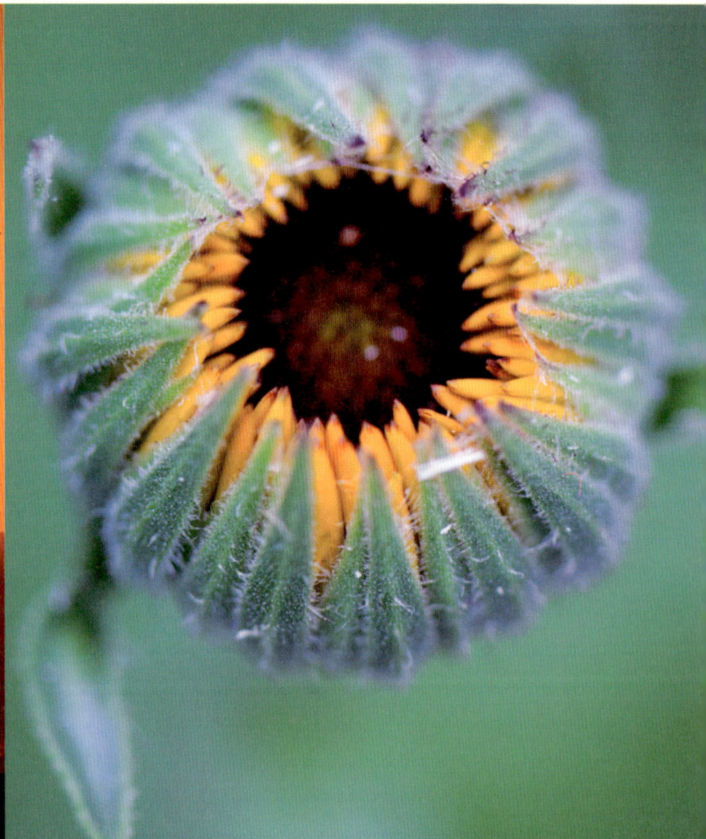

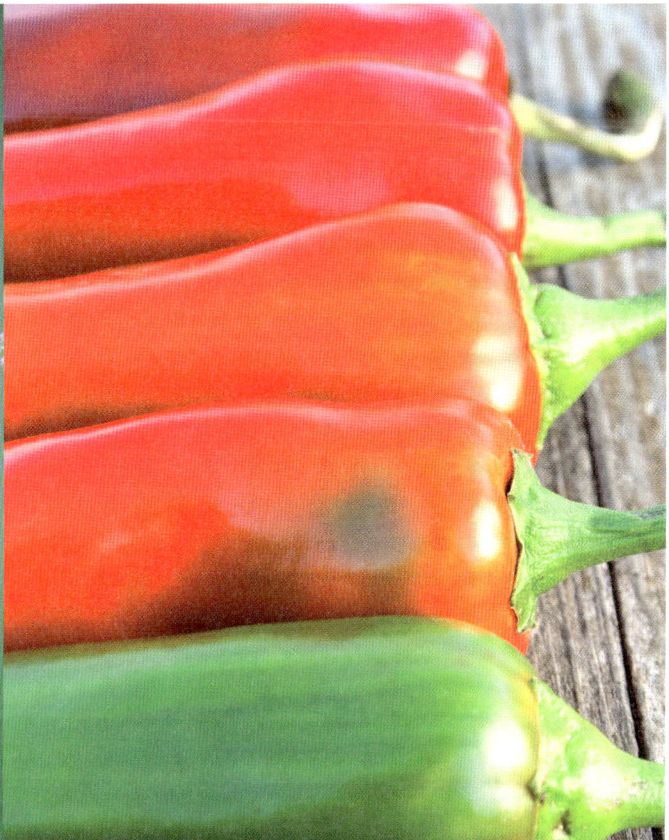

KAPITEL 2

WAS KÖNNEN WIR TUN?

EMPFEHLUNGEN DES NEW AGE AYURVEDA

1. ZU MEHR LEBENSFREUDE IM ALLTAG

ÜBER DIE BEDEUTUNG VON KLEINIGKEITEN

Sie wollen bis ins hohe Alter körperlich gesund und geistig rege bleiben? Dazu reicht es bereits, wenn Sie auf Ihren Körper hören, wenn Sie die kleinen Zeichen, die er Ihnen täglich sendet, wahrnehmen und verstehen. Der eine oder andere Tipp für *Vata, Pitta* und *Kapha* hilft Ihnen dabei. Es lohnt sich, denn wir erreichen ein Gefühl der inneren Leichtigkeit und Freude, wenn es uns gelingt, den sogenannten „Kleinigkeiten" des täglichen Lebens mehr Aufmerksamkeit zukommen zu lassen.

Versuchen Sie doch einmal, die Küche liebevoll zu fegen: Stellen Sie sich vor, es gäbe nichts, was Sie lieber täten, als den Besen hin und her zu schwingen. Jedes Krümelchen kommt gerne zu Ihnen. Es ist allein unsere innere Haltung, die aus einer einfachen Tätigkeit einen kreativen Prozess schafft. Wer kennt das nicht? Man will morgens noch schnell die Spülmaschine ausräumen und hat doch eigentlich gar keine Zeit dafür, weil man schon wieder zu spät dran ist. Lassen Sie sich nicht nerven! Legen Sie

Liebevolle Aufmerksamkeiten

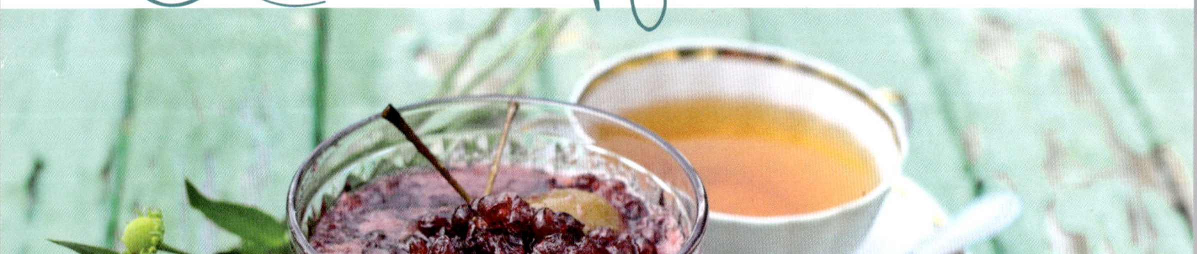

gleich morgen den Hebel um und versuchen Sie es einmal in liebevoller Haltung. Fassen Sie die hübsch gesäuberten Tassen und Gläser an, als wäre es ein geliebter Mensch, die/den Sie mit zarter Hand streicheln. Die Tassen beginnen unter so viel Zuwendung noch mehr zu strahlen, Sie setzen sie in den Küchenschrank und siehe da: Alles sieht ganz ordentlich und zufriedenstellend aus! Jetzt können Sie diesen Moment in seiner Schönheit und Ordnung genießen. Dem gibt es nichts hinzuzufügen. Das Jetzt ist immer vollkommen.

Zeitlich gesehen, dauert die Arbeit nicht länger, auch wenn es uns so vorkommt. Wir sind nur bewusster und verhindern damit, dass uns etwas entgeht, dass sich das Jetzt verkürzt. Wenn wir andersherum die Spülmaschine genervt unter Zeitdruck ausräumen, versäumen wir diesen Moment, die Spülmaschine ist plötzlich leer und wir haben es gar nicht wahrgenommen, wir waren in Gedanken vielleicht schon unterwegs zur Arbeit.

Ein weiteres Beispiel ist das Waschen und Schneiden von Gemüse und der Vorgang des Kochens. Denken wir z. B. „Oh je, schon wieder eine Mahlzeit zubereiten, ich bin ja nur noch am Kochen!“, wird es Ihnen keine Freude bereiten. Kommt hingegen ein besonderer Gast zu Ihnen und Sie freuen sich auf seinen Besuch, beginnen Sie bereits das Gemüse beim Waschen mit anderen Augen zu betrachten. Sie gehen behutsamer damit um, schauen nach eventuellen Flecken, legen es sanfter ab. Ihr Herz wird vielleicht sogar von einem Gefühl der Freude durchflutet und Sie trällern ein kleines Liedchen vor sich hin. Die gefühlte Geschwindigkeit des Kochens ändert sich mit der Bewusstheit, der innere Lärm der Gedanken nimmt ab. Wir sind in diesem Moment präsent und wahrhaftig. Es ist, als würde die Zeit stillstehen – nur die Paprika lacht Sie an, sieht knackig aus und Sie haben ein Wohlgefühl dabei, wenn Sie sie in den Wok befördern. Die Qualität des Lebens erhöht sich durch die Bewusstheit der kleinen einzelnen Momente.

Sollten Sie des Öfteren mit dem Auto unterwegs sein, kennen sie sicher dieses Phänomen:. Oft wissen wir gar nicht, wie wir die letzten Kilometer auf der Autobahn gefahren sind. Plötzlich zeigt uns ein Schild an, dass wir bald ankommen. Autofahren ist eine wunderbare Übung, um dem inneren Beobachter mehr Raum zu geben. Der innere Beobachter ist die Energie in uns, die sieht was wir im Außen tun. Wir schauen dabei gleichzeitig von innen nach außen als auch von außen, nach innen. Sie macht uns wach für die Dinge um uns herum und schärft unser Bewusstsein für das Hier und Jetzt. Wir nehmen dabei die Autos wahr, an denen wir und die an uns vorbeifahren, sehen die Hinweisschilder, die Geschwindigkeitsbeschränkungen sozusagen vor unserem inneren Auge. Es ist, als würden wir nicht nur im Fahrersitz, sondern auch tief in uns selbst sitzen. Unser Bewusstsein ist gleichzeitig an drei Orten: in der Höhe der Stirn, in der Mitte unseres Brustbeines und in unserem Bauchraum. Es fühlt sich an, als würden verschiedene Energiezentren wie auf einer Perlenkette aufgereiht miteinander in Harmonie schwingen. Es ist kein distanzierter Zustand, wir fühlen uns auf eine passive Art wach und können trotzdem blitzschnell reagieren.

Sollte der innere Beobachter bei Ihnen nicht auf Anhieb funktionieren, so ist das völlig normal. Forcieren Sie die Übung nicht, nehmen Sie sich erst mal die Spülmaschine, die Waschmaschine und das Gemüse vor. Für den inneren Beobachter während des Fahrens müssen Sie ein wenig Übung haben und vorsichtig und langsam fahren. Wir haben normalerweise kein Gefühl dafür und sind stattdessen immer wieder in unsere Gedankenkonstrukte verwickelt. Sie merken schon: Es bedarf einiger Übung, im Hier und Jetzt Auto zu fahren und zugleich den inneren Beobachter aufzuspüren.

Die bewussten Momente können wir auch an unserem Schreibtisch genießen. Wir können uns z. B. vornehmen, die eingehenden Anrufe mit besonderer Wachheit anzunehmen. Dazu hören Sie beim ersten Klingeln des Telefons mit Ihrer bisherigen Tätigkeit auf. Lassen Sie sie innerlich komplett los und konzentrieren Sie sich mit wachsender Wachheit und Neugier auf das Gespräch. Nehmen Sie sich vor, dass Sie dem Anrufer Ihre gesamte Aufmerksamkeit schenken. Merken Sie, wie Ihr innerer Beobachter dem Gespräch „zusieht", ohne es zu bewerten. Unser Verstand ist in diesem Moment passiver Zuschauer, es gibt für ihn noch nichts zu tun. Werden wir vom Gesprächspartner eingeladen, unsere Meinung zu äußern, können wir dies in aller Wachheit und Präzision tun. Wir bemühen uns dabei, alte Einflüsse und Erinnerungen an frühere Gespräche nicht zuzulassen, sondern uns auf das Jetzt zu beschränken. Wir alle waren einmal anders, wir haben andere Momente gelebt, wir haben uns in verschiedenen Situationen befunden und getroffen. Authentisch zu kommunizieren bedeutet, im Jetzt unvoreingenommen, erwartungs- und wertefrei zu kommunizieren.

Obwohl uns sehr an unserem Wohlbefinden gelegen ist, schafft es unser Verstand mit seiner Anhaftung an die Vergangenheit immer wieder, die schönsten Momente mit negativen Gedanken zu durchkreuzen. Hier ein kleines Beispiel: Wir sitzen an einem traumhaften Strand bei Sonnenuntergang und ein kleines unschuldiges Wölkchen schiebt sich vor die untergehende Sonne. Sehen wir diesen Moment als das, was er ist, erfreuen wir uns am friedvollen Spiel der Natur und der kleinen flauschigen Wolke vor der Sonne. Doch leider schaltet sich in solchen Momenten unser Verstand ein und macht uns darauf aufmerksam, dass jetzt der traumhafte Sonnenuntergang von der Wolke „zerstört“ würde. Der Verstand vergleicht gerne. Er mag lieber einen anderen Zustand, als den, den es gerade zu leben gilt. Auch sonst macht sich der Verstand zum Leidwesen von uns Menschen gerne als Störenfried bemerkbar. Die Übung besteht darin, diesen wertvollen Moment so anzunehmen, wie er ist. Unser Leben wird mehr und mehr von der Leichtigkeit des Seins geprägt sein – je mehr wir uns von vertrauten Gedankenmustern lösen und den Augenblick als solchen leben. Unsere Sinne – Sehen, Hören, Fühlen, Riechen und Schmecken – erleichtern uns den Eintritt in die Welt des Hier und Jetzt. Ein gutes Körpergefühl bringt uns zurück in diesen Moment, eine wache Wahrnehmung lässt uns das Jetzt in vollem Umfang erfassen und dadurch das Leben lebendiger werden.

Diese innere Lebendigkeit ist unabhängig von Lebensalter und Geschlecht. Jede Altersstufe hat ihre Herausforderungen. Wahrscheinlich fällt es uns in den Jahren zwischen 20 und 40 besonders schwer, den in uns liegenden Raum und unseren inneren Beobachter wahrzunehmen. Schließlich wachsen wir nicht in tibetischen Klöstern auf. Wir lernen in unserer Gesellschaft, uns früh mit den materiellen Dingen des Lebens zu befassen. Wir lernen allerdings kaum oder gar nicht, dass es so etwas wie einen inneren Zeugen überhaupt gibt. Wir wollen ein glückliches, materiell zufriedenstellendes Leben mit fruchtbringenden Beziehungen und sehen dabei nicht, dass wir dieses glückselige Leben nicht durch materielle Befriedigung erreichen können. Wir sollten uns etwas von dem vertrauten Weltbild verabschieden, um das innere wahre Glück kennenzulernen. Dann werden wir spüren, dass es in uns etwas gibt, das uns auf Dauer glücklich machen kann und vor Lebendigkeit strotzen lässt. Was Sie im Inneren finden können, ist Ihr Selbst, oder nach dem Ayurveda: das Göttliche in Ihnen. Kommen wir damit auch nur für eine Zehntelsekunde in Kontakt, so wissen wir, dass es sich zu leben lohnt und dass es gut ist, sich auf die spannende Suche nach unserem inneren Selbst zu begeben. Die spirituellen Glücksgefühle überdauern die kleinen Höhen der materiellen Befriedigung. Wir dürfen natürlich auch die kurze Freude genießen, die wir verspüren, wenn wir uns Wünsche erfüllen. Zum ayurvedischen Leben gehört das Wünsche-Erfüllen genauso wie materieller Wohlstand.

Erst die letzte Phase des Lebens wird komplett der Erleuchtung, der Befreiung des Geistes, gewidmet. Ayurveda ist nicht gegenwartsfeindlich, sondern lebensbejahend. Er sorgt dafür, dass wir uns wohl und gesund in unserem Körper fühlen, um die Loslösung von unseren Verhaftungen zu erreichen. Ayurveda ist für mich das einzige medizinische System, das uns im täglichen Leben durch die *Dosha*-Lehre zu konstitutionsgerechter Ernährung, zum jeweils geeigneten Lebensstil und durch seine traditionelle Kräutermedizin zu mehr Klarheit und Harmonie mit sich selbst und anderen führt. Wir lernen, den anderen und uns selbst besser anzunehmen. Ayurveda geht davon aus, dass wir auf der Suche nach der Wahrheit sind und dafür bewusste Sinne brauchen, um uns in tiefe Meditation zu begeben. Ayurveda erwartet nicht von uns, dass wir meditieren, aber es fällt uns dann leicht, unser Inneres zu entdecken, wenn wir wollen. Kein Völlegefühl, kein Herzrasen, keine Schlaflosigkeit stellen sich in den Weg. Die ayurvedischen Medikamente bringen uns dem näher, was wir wirklich sind. Sie decken nicht zu, sie decken auf, genauso wie es die typengerechte Ernährung und die ayurvedische Lebensweise vermittelt.

Das gesunde und *Dosha*-gerechte Essen sowie das dadurch verbesserte Befinden und Wohlgefühl schaffen dabei den physischen Boden, um mit einer klaren, gesäuberten und wohlfunktionierenden körperlichen Hülle bewusst in die metaphysische und spirituelle Ebene einzutauchen. Und so gehen wir als komplettes Wesen, als körperlich-seelisch gestärktes Ganzes unseren Weg in ein langes Leben voll Gesundheit und Glück, in Liebe und Freude, Gelassenheit und Mitte.

Der Weg zum Wohlbefinden

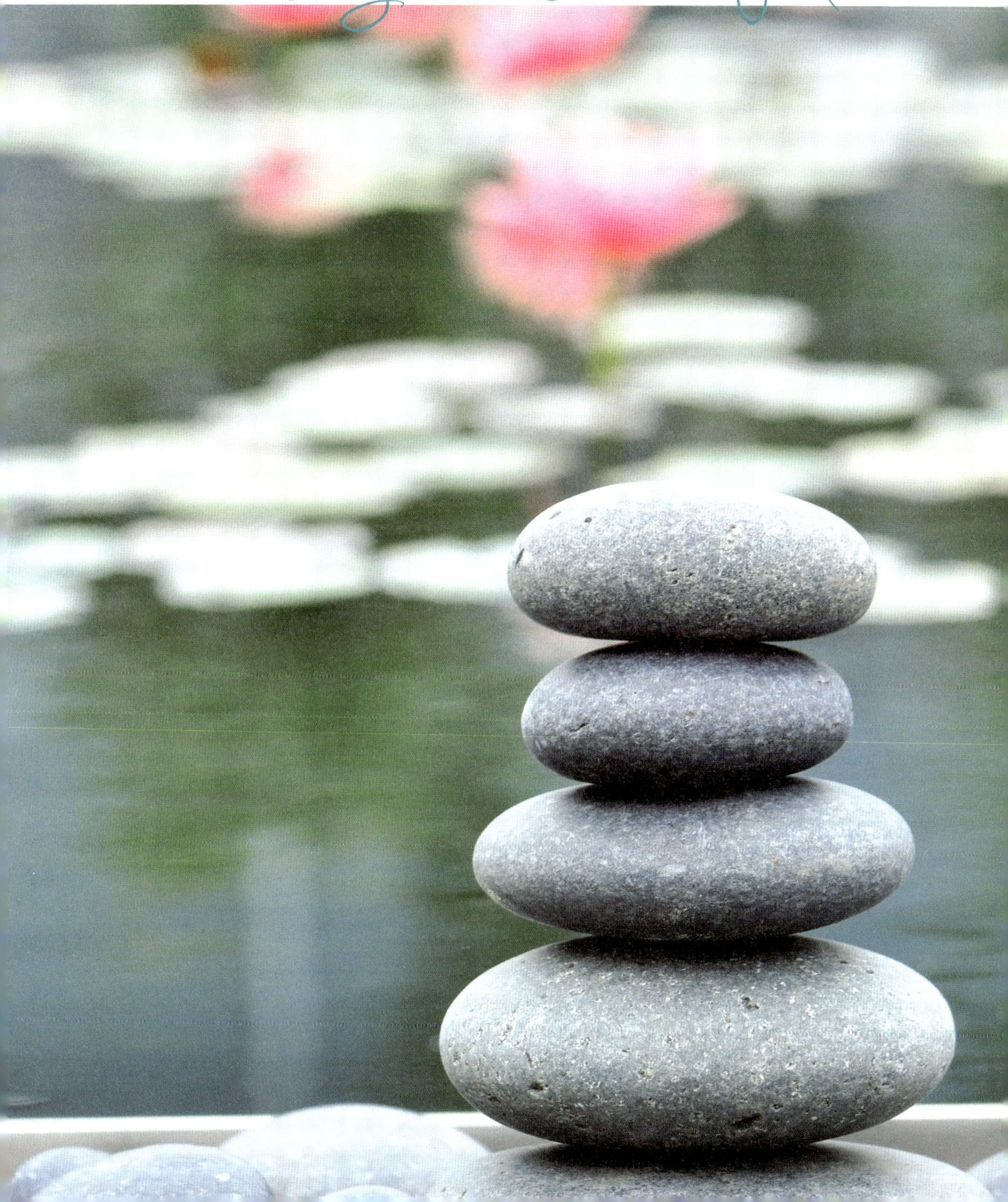

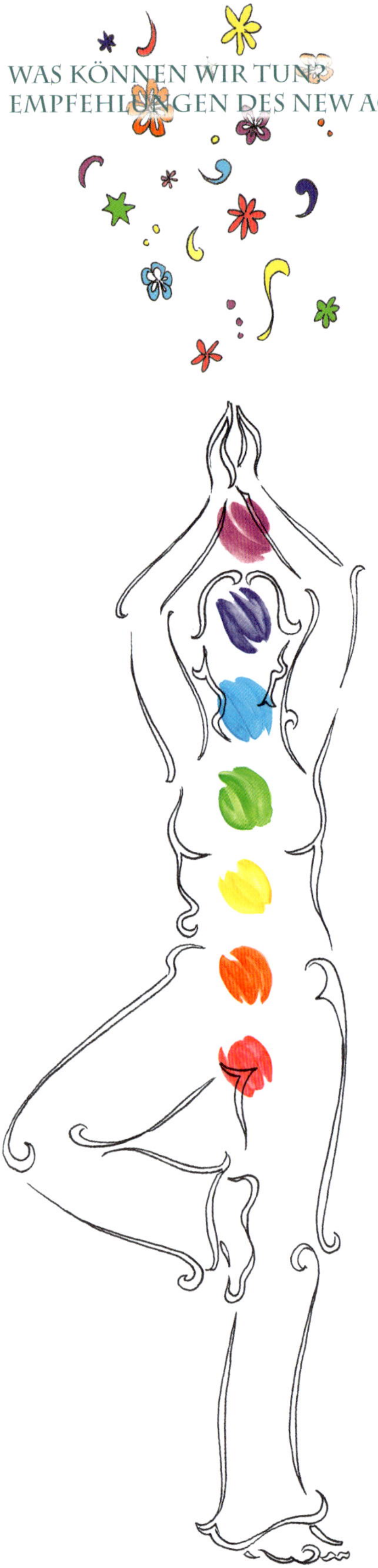

2. DIE WIRKUNG DER FARBEN AUF UNSER WOHLBEFINDEN

EIN KLEINER AUSFLUG IN DIE WELT DER CHAKREN

Wir alle haben die Wirkung von Farben auf die eine oder andere Weise schon einmal erfahren. Unsere Farberfahrungen fließen z. B. in die Wahl unserer Raumfarbe ein. So wählt man eine beruhigende, anregende oder neutrale Farbe, je nachdem wie die Räume genutzt werden. Auch in der Ayurveda-Lehre ist man sich der Wirkung von Farben bewusst und geht davon aus, dass jede Farbe eine Schwingung hat, die wiederum die Schwingung unserer Energiezentren schwächen oder stärken kann. Teil dieser Reflektion über Farbe sind die Energiezentren, die Chakren. Wir können uns die Chakren als zentrifugal wirkende Energiespiralen, die die Kräfte von innen nach außen und von außen nach innen transportieren, vorstellen. Um das Prinzip der Chakren besser verstehen zu können, stellen wir uns um unseren physischen Körper herum noch sieben weitere Energiekörper vor, die jeweils mit unseren anderen Chakren in Verbindung stehen. Das Gesamtbild macht unsere Ausstrahlung, unsere Aura aus. Manchmal fallen uns Menschen besonders auf. Wir nehmen sie sofort wahr, wenn Sie einen Raum betreten. Diese Menschen sind mit einer besonders strahlenden Aura ausgestattet, ihre Energiezentren scheinen sich besonders gut zu drehen. Sie leuchten mehr als andere. Sind alle Energiezentren offen und frei von Blockaden und schwingen die verschiedenen Chakren miteinander in Harmonie, dann fühlen wir uns stark, geerdet und im Gleichgewicht.

Haben wir z. B. Kopfschmerzen oder Herzstechen, dann haben sich im physischen Körper Blockaden gebildet, die wiederum Einfluss auf die Energiezentren und damit auf unsere Aura nehmen. Beim Kopfschmerz ist das Stirnchakra (sechstes Chakra) betroffen, bei der Herzenge das Herzchakra (viertes Chakra). Wer die Aura sehen kann, sieht bei der Person mit den Kopfschmerzen eine eher bräunliche, über dem Kopf zusammengezogene Aura. Sind die einzelnen Energiezentren gestört, hat das einen Einfluss auf alle sieben Energiekörper und damit auf unser Wohlbefinden, unser inneres Gleichgewicht und unsere psycho-physische Harmonie.

So lassen sich umgekehrt von einer Erkrankung Rückschlüsse auf das betroffene Chakra ziehen. Wir können z. B. Einfluss auf dieses Chakra mit Hilfe von farbiger Kleidung, Farbakupunktur, Mantrasingen und ayurvedischen Kräutern nehmen. Jedem Chakra ist eines der fünf Elemente Erde, Wasser, Feuer, Luft und Äther zugeordnet.

2.1 Erstes Chakra: das Wurzelzentrum

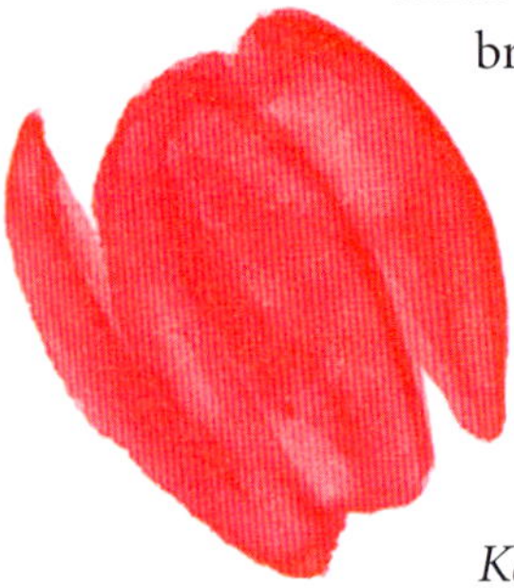

Das Wurzelzentrum, das wir uns in der Höhe des Steißbeins zwischen Damm und Anus vorstellen können, wird mit dem Element Erde in Verbindung gebracht. Sind wir geerdet, Apana Vayu, ein Subdosha von *Vata* (Äther und Luft) ist für die Erdung verantwortlich, gehen wir sicher durch unser Leben und nehmen die Herausforderungen, die uns das Leben bereitet, gerne an. Ist unser erstes Chakra geschwächt, machen wir uns Sorgen und leiden unter Überlebensängsten. Wir haben das Gefühl, „es nicht zu schaffen". Mit der Farbe Rot oder Rosa können wir unser Wurzelchakra stärken. Rot besänftigt unser *Vata*- und *Kapha-Dosha* und erhöht *Pitta*. Die Farbwahl ist jedoch nicht so einfach, wie es im ersten Moment erscheint. Man muss sich gut beobachten, bevor man zu einer Farbe greift. *Pitta*-Personen meinen z. B. manchmal, dass sie, wie ihre *Vata*-Freunde, zu Ängsten neigen. Aber sie verwechseln Ängste des Öfteren mit der ihnen angeborenen Irritierbarkeit. *Pitta*-Personen sollten in diesem Fall nicht zu den roten, sondern eher zu den blauen Hosen greifen. Im Winter, der sonnenarmen Zeit, fühlen wir uns eher von rötlichen Farben angezogen. Sie geben uns Energie und wärmen uns. Wollen wir im Winter die Wände einiger Zimmer streichen, wird unsere Farbwahl anders ausfallen als im Sommer. Die durch den Winter stimulierte *Kapha*-Energie möchte es gerne warm haben.

2.2 Zweites Chakra: das Sakralzentrum

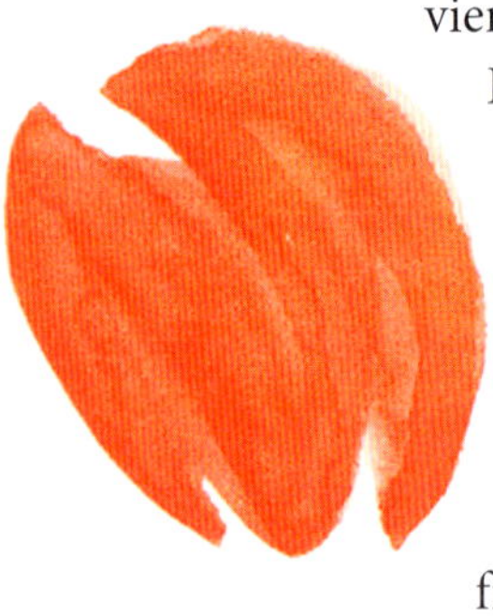

Das Sakralzentrum, von den Japanern auch „Hara" genannt, befindet sich ungefähr vier Querfinger unterhalb des Nabels in der Körpermitte und wird dem Element Wasser zugeordnet. Samana Vayu, ein Subdosha von *Vata* und Pachaka *Pitta*, ein Subdosha von *Pitta* sind für den reibungslosen Ablauf in dieser Region verantwortlich. Körperlich gesehen finden wir in diesem auch Sexualchakra genannten Bereich die weiblichen Geschlechtsorgane, Prostata, Hoden und auch Nieren und Blase. Wenn unsere Kreativität fließt, haben wir lustvollen Sex und ein gesundes Selbstvertrauen. Dann verfügen wir über ein offenes und sich frei drehendes Sakralchakra. Wenn wir jedoch von unseren sexuellen Bedürfnissen getrieben werden, ist das zweite Chakra hyperaktiv und es bedarf des Ausgleiches durch kühlende Farben wie Blau- und Grüntöne.

Bei einem Gefühl von nachlassender oder gänzlich fehlender Kreativität, ständiger Eifersucht, starkem sexuellen Desinteresse oder/und häufiger Neigung zu Angst und Depression kann man sich die Farbe Orange gut zunutze machen. Orange wirkt heilend auf ein zu schwaches Energiezentrum. Es besänftigt *Vata* ebenso wie *Kapha*. *Pitta*-Personen können ein helles Orange wählen, ein kräftiger Farbton würde ihr Chakra zu stark stimulieren. Wer zu einer *Vata*-Depression mit vielen Ängsten neigt, kann sich z. B. eine Wand in seiner Wohnung Orange streichen und mit seinen Augen besonders während sonnenarmer Zeiten Energie tanken, indem er mehrere Male am Tag auf die Wand schaut. Vielleicht schafft er sich auch einen Tisch, einen Sessel oder kleine Accessoires wie Kissen oder Decken in orangener Farbe an.

2.3 Drittes Chakra: der Solarplexus

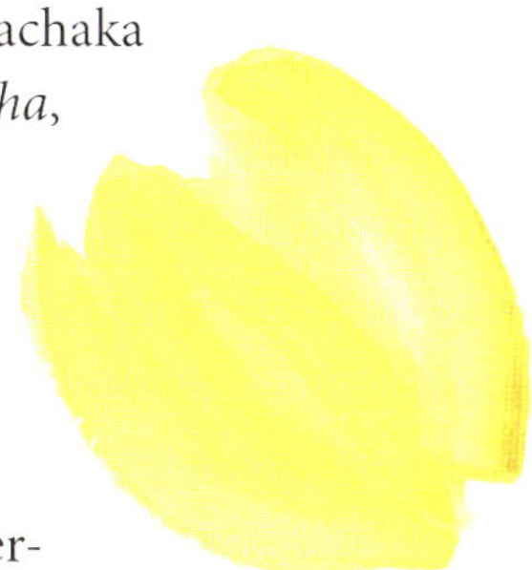

Der Solarplexus sitzt unterhalb des Rippenbogens in der Höhe des Magens und ist dem Element Feuer zugeordnet. Genauer gesagt unterstützen Pachaka *Pitta*, ein Subdosha von *Pitta* (Feuer und Wasser) und Kledaka *Kapha*, ein Subdosha von *Kapha* (Erde und Wasser) die Organfunktion in dieser Region. In seinem Bereich liegen das Verdauungssystem, die Insulin produzierende Bauchspeicheldrüse und die Milz. Ist unser Solarplexus offen und frei fließend, leben wir unsere Kraft und unterdrücken unsere Gefühle nicht. Wir besitzen einen gesunden Ehrgeiz und wissen uns durchzusetzen. Dreht sich unser Energiezentrum über längere Zeit zu stark, so kann sich das in täglich mehrfachem, gelblich breiigem Stuhl ausdrücken und wir werden unter Umständen zu einem rücksichtslosen, machtbesessenen Menschen.
In diesem Falle rät New Age Ayurveda zu kühlenden (grün, blau) oder zu neutralen Farben wie Weiß oder Beige. Lahmt hingegen unsere Verdauung, kneift uns unsere gestaute Galle und leben wir unsere Kraft nicht, wie wir es eigentlich könnten, ja, fühlen wir uns oft unsicher in unseren Entscheidungen, dann schlägt Ayurveda die Farbe Gelb vor. Gelb wirkt stimulierend auf unser Verdauungssystem und unsere Psyche. Versuchen Sie es einmal mit einem gelben Hemd oder einer gelben Bluse und beobachten Sie dabei, wie Sie sich fühlen. Gelb beruhigt außerdem den Verstand, was uns vor allem in den *Vata* erhöhenden Phasen unseres Lebens sehr entgegenkommen kann. Das *Kapha-Dosha* wird nur mäßig von gelber Farbe beeinflusst und das *Pitta-Dosha* nur leicht erhöht.

2.4 Viertes Chakra: das Herzzentrum

Das Herzzentrum sitzt in der Mitte des Brustbeines im Körperinneren und strahlt, wenn es offen ist, über den gesamten Brustkorb aus. Es ist die Heimat des Luftelementes, genauer gesagt Vyana Vayu, ein Subdosha von *Vata* (Luft und Äther), Sadhaka *Pitta*, ein Subdosha von *Pitta* (Feuer und Wasser), sowie Avalambaka *Kapha*, ein Subdosha von *Kapha* (Erde und Wasser), sorgen miteinander für das Funktionieren von Kreislauf, Herz und Lunge und beeinflusst unseren Kreislauf, unser Herz und unsere Lunge. In Stresszeiten zieht sich dieses Chakra besonders stark zusammen. Es kann sein, dass wir einen Druck über dem Brustbein spüren. Spirituell gesehen findet im Herzchakra der Übergang von der materiellen in die geistige Welt statt. Haben wir diesen Übergang gemeistert, können wir nicht mehr in gleichem Maße von der materiellen Ebene beeinflusst werden. Wir bewegen uns von da an nur noch im Raum der allumfassenden Liebe. Der Reiz des Weltlichen hat uns verlassen. Kleine Einblicke in die Welt des Herzens haben wir, wenn wir uns in Liebe eingehüllt fühlen. Dann agieren wir anders, fühlen uns weicher und wärmer. In der Alltagssprache wird dieses Gefühl gern mit dem Ausdruck „die Welt umarmen können" vermittelt. Ist unser Herzchakra offen, fühlen wir uns tolerant und von Liebe getragen. Ein kleiner Nebeneffekt ist, dass uns unser offenes, fließendes Herzchakra mit starkem Widerstand bis hin zur Immunität ausstattet. Wir sind dann weniger krankheitsanfällig. Wenn jedoch unser Herzchakra unter Stress und fast verschlossen oder blockiert ist, dann mangelt es uns an Selbstliebe. Oft fühlen wir uns dann von unseren Mitmenschen isoliert und ausgegrenzt. Wenn wir vom Leben enttäuscht wurden, können wir leicht in der Verbitterung steckenbleiben. Um uns vor weiteren Enttäuschungen zu verschließen, ziehen wir uns zurück, laufen dabei aber Gefahr, uns vom Leben auszuschließen. In diesem Fall helfen die Farben Grün oder Rosa. Gehen Sie im Wald spazieren, schauen Sie sich die Natur etwas genauer an, kaufen Sie sich grüne Pflanzen, essen Sie grünes Gemüse, tauchen Sie in die Farben Grün, Türkis oder Rosa ein. Grün und Türkis sind ausgesprochen gut für *Pitta*-Menschen und Rosa für *Vata*- und *Kapha*-Personen. Alle drei Farben helfen, das Herzchakra zu öffnen und zu heilen. Sie können auch eine kleine Rosenquarzkugel in die Hand nehmen und spüren, wie Ihr Herz dadurch stärker wird. Weitere Heilsteine für das Herz sind grüner Malachit und Jadestein.

2.5 Fünftes Chakra: der Kehlkopfbereich

Das fünfte Chakra, das sogenannte „blaue“ Zentrum, hat seinen Sitz in Höhe des Kehlkopfes, im Inneren des Halsbereichs und wird dem letzten Element, dem Äther, genauer gesagt Udana Vayu, ein Subdosha von *Vata* (Äther und Luft) sowie Bodhaka *Kapha*, ein Subdosha von *Kapha* (Erde und Wasser) welche im Kehlkopfbereich wirken, zugeordnet. Physiologisch gesehen fallen in diesen Bereich die Sprache, unsere Atmung, die erste Station der Verdauung, unser Gehör, unsere Schilddrüse und Nebenschilddrüse. Das fünfte Chakra gilt als das Chakra der Kommunikation und des kreativen Ausdrucks. Wir hören es an der Stimme, wenn die Energie in diesem Chakra frei fließt. Sie klingt angenehm und der Sprecher kann seine Anliegen frei und verständlich ausdrücken. Sind nicht nur das fünfte, sondern auch das vierte Chakra geöffnet, empfinden wir Herzenswärme in den Worten des Sprechenden, wir hören gerne zu.
Wenn sich die Spirale des Kehlkopfzentrums jedoch zu schnell dreht, kann es zur Überfunktion der Schilddrüse kommen. Ununterbrochener Redefluss und ein übermäßiges Geltungsbewusstsein können weitere Anzeichen eines zu hoch drehenden Chakras sein. Klingt eine Stimme hingegen gepresst oder dünn und hat diese Person eventuell auch noch eine Unterfunktion der Schilddrüse. Dann kann es sein, dass das Kehlkopfchakra blockiert ist. Weitere Anzeichen einer Dysfunktion können Stottern, Sprechhemmung, Schüchternheit und mangelnder Ausdruck der Gefühle sein. Bei solchen Blockaden hilft es zu singen und z. B. einen blauen Schal oder eine blaue Saphir- oder Lapislazuli-Kette zu tragen, denn Blau ist die Farbe der Kommunikation. Mit Blau assoziieren wir außerdem Frieden, Treue, Weite, Entspannung und Kühle. Das wiederum bedeutet, dass sie *Pitta* senkt, aber das *Vata*- bzw. *Kapha-Dosha* erhöht. So kann Blau z. B. bei einer Mandelentzündung heilend wirken.

2.6 Sechstes Chakra: das Stirnzentrum

Das Stirnzentrum wird auch das „Dritte Auge“ genannt, denn dadurch wird das innere Sehen möglich. Der Sitz des Zentrums liegt etwa zwei fingerbreit oberhalb der Nasenwurzel zwischen den Augenbrauen im Inneren des Kopfes. Im Einflussbereich dieses Chakras liegen Augen, Ohren und Nase sowie die Hirnanhangsdrüse, die unseren Hormonhaushalt steuert. Das Ajna oder auch Stirnzentrum genannt, wird von Prana Vayu, einem Subdosha von *Vata* (Äther und Luft) reguliert.

Ist das sechste Chakra offen und fließend, kann man eventuell die Aura anderer Menschen sehen. Oder man hat realistische Vorahnungen von Ereignissen oder eine überdurchschnittlich ausgeprägte Intuition. Bei offenem Stirnchakra besteht bei nicht integrierter spiritueller Entwicklung die Gefahr eines Missbrauchs der geistigen Kräfte. Das Ego schiebt sich immer weiter in den Vordergrund und ist der Meinung, dass die zur Verfügung stehenden Fähigkeiten aus der Person selbst und nicht aus dem allumfassenden Universum kommen.

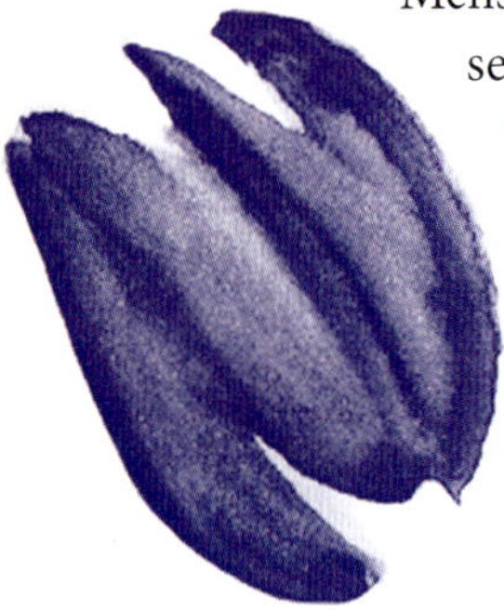

Wenn das Stirnchakra verschlossen oder blockiert ist, kann das zu verschiedenen hormonellen Störungen führen oder unser Sehen, Hören und Riechen beeinträchtigen. Im geistigen Sinne kann der Realitätssinn gestört sein, Verwirrung oder Flucht in eine Fantasiewelt sind die Folge. Bei Heilung des Chakras hilft die Farbe Indigoblau, ein Farbton zwischen tiefem Blau und Violett. Indigoblau wirkt besonders auf das Nervensystem beruhigend, es kühlt den Verstand, erhitzte Computer-Augen und damit auch erhöhtes *Pitta*.

2.7 Siebtes Chakra: das Scheitelzentrum

Das Scheitelzentrum, auch Kronenchakra genannt, liegt ungefähr in der Mitte unseres Schädeldaches. Eingebettet in dieses Zentrum liegen ein Teil des Gehirns und die Zirbeldrüse, welches durch Prana Vayu, einem Subdosha von *Vata* (Äther und Luft) und Sadhaka *Pitta* einem Subdosha von *Pitta* (Feuer und Wasser) beeinflusst wird.

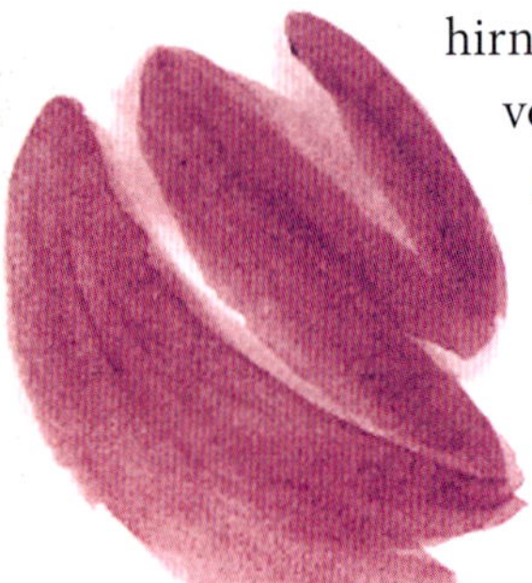

Falls wir Zugang zu diesem Chakra haben sollten, fühlen wir uns eins mit dem Göttlichen, wir erfahren Glückseligkeit. Im Allgemeinen ist der Zugang zum obersten Chakra jedoch nur wenigen ausgewählten Menschen möglich. Ist das Chakra zum Teil geöffnet, fühlt es sich an, als würden wir mit dem Kopf in einen anderen Zustand, eine andere Welt eintauchen. Heilend auf unser siebtes Chakra wirkt die Farbe Violett. Violett wirkt beruhigend und kühlend und hilft bei Kopfschmerzen. Bei häufigen Kopfschmerzen können wir einen Heilstein, z. B. eine Amethyst-Kugel, über die betroffene Stelle am Kopf rollen und spüren, wie sie Linderung bringt. Wir können uns auch in violettes Licht setzen oder eine Wand in violetten Farbtönen streichen und unsere Augen für längere Zeit darauf verweilen lassen. Violett beruhigt *Pitta* und eignet sich als Kleiderfarbe für hitzige Menschen.

Jede Farbe hat ihre eigene Schwingung

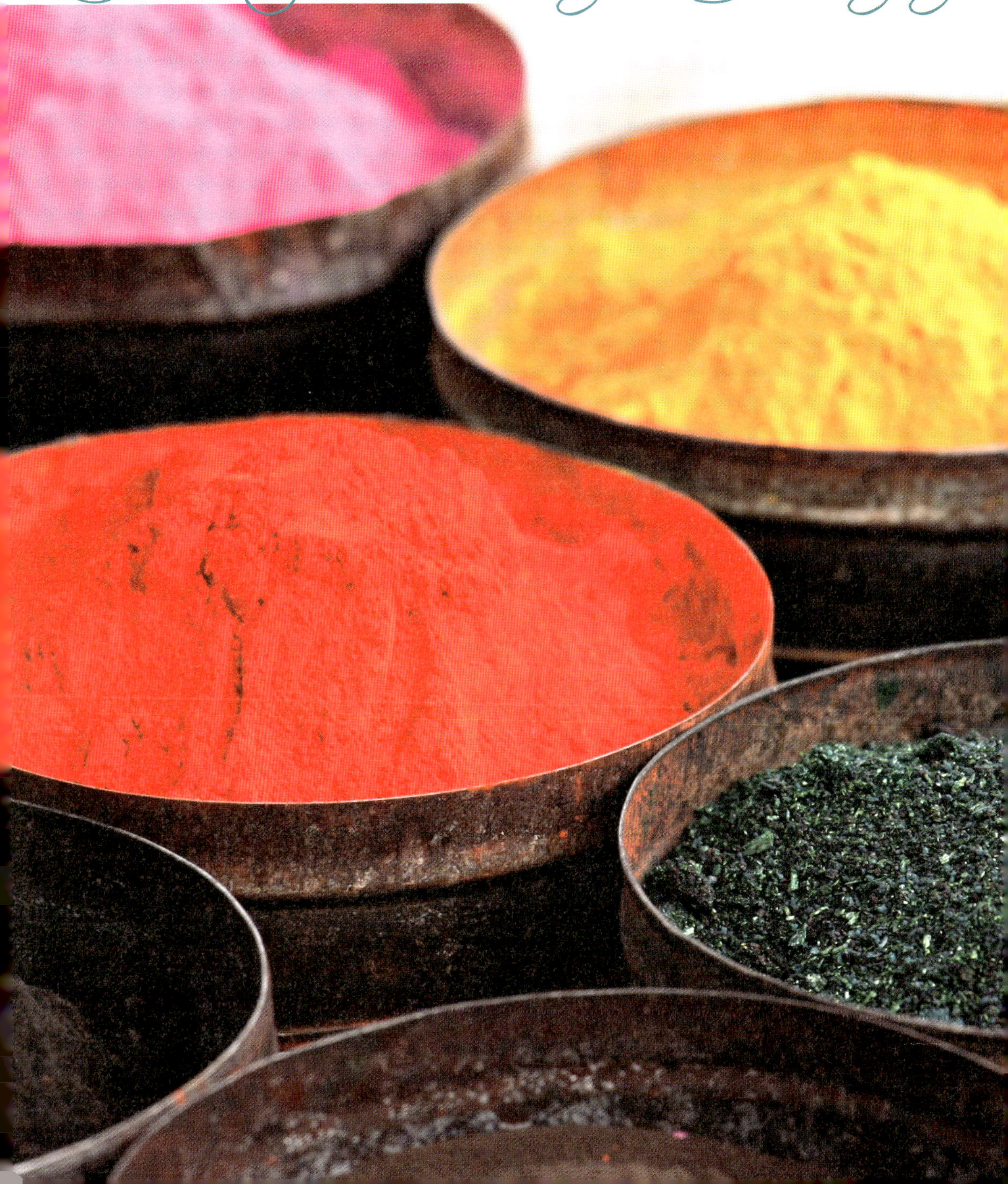

3. AYURVEDISCHE BEHANDLUNG IN VERSCHIEDENEN LEBENSPHASEN

FALLBEISPIELE

Wann und wo kann uns Ayurveda helfen? Was tun wir, wenn wir ernsthaft erkrankt sind und es nicht mehr nur Wehwehchen sind, die wir kurzfristig behandeln können? Wie können wir unseren Körper und Geist in den verschiedenen Lebensabschnitten und Altersphasen stärken, so dass uns z. B. das Alter nicht mehr schrecken muss? Die unterschiedlichen Lebensphasen beinhalten vollkommen verschiedene Herausforderungen. Ayurveda kann auch da weiterhelfen, wo wir uns selbst nicht mehr zu helfen wissen. In besonders schweren Fällen kann Ayurveda die Schulmedizin ergänzen und sogar darüber hinausgehen. Es ist aber stets ratsam, dies in enger Rücksprache mit einem Ayurveda-Arzt zu tun. Die nun folgenden Fallbeispiele entsprechen reellen Erfahrungen aus meinem Praxisalltag. Die Namen der Protagonisten wurden natürlich geändert.

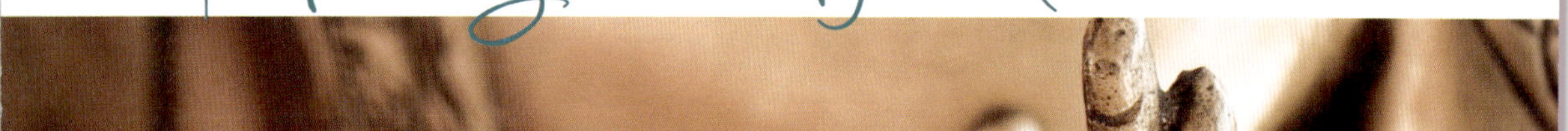

3.1 Beispiel 1: Hohe Infektanfälligkeit (Anna, 3 ½ Jahre)

Anna kam mit ihrer Mutter in meine Praxis, weil sie seit ihrem ersten Lebensjahr immer wieder an grippalen Infekten mit gelbgrünlichem Ausfluss und tiefsitzender Bronchitis erkrankte. Ihre Mutter, selbst Ärztin, hat ihr aus Angst vor einem bakteriellen Befall der Nasennebenhöhlen, der inneren Herzwand und der Lungen bei jedem Infekt Antibiotika gegeben. Der Infekt heilte ab, doch schon kurze Zeit später erkrankte Anna erneut. Die Frage der Mutter war, ob es nicht ein Ayurveda-Mittel gäbe, das auch effektiv die Infekte ausheilen und dabei Anna nicht so entkräften würde.

Anna machte auf mich einen geschwächten Eindruck, ihre Augen waren trüb und sie hatte leichte Augenringe. Sie saß ganz ruhig da, ihre Lebensenergie war eindeutig angegriffen, wahrscheinlich hatte sie gerade einen Infekt überwunden. Ich konnte die Mutter verstehen. Sie suchte dringend nach einer anderen Heilmethode, da sie nach zwei Jahren erfolgloser Therapie die Kräfte ihrer Tochter immer mehr schwinden sah.

Zu allererst haben wir die allgemeine Lebenssituation und Essgewohnheiten von Anna besprochen. Es stellte sich heraus, dass beide Eltern sehr in die Praxis eingebunden waren und das Mädchen deswegen die meiste Zeit von ihrer stets besorgten Großmutter betreut wurde. Anna verbrachte den Vormittag im Kindergarten, den sie nur besuchen konnte, wenn sie gesund war. Die zarte Anna hatte keinen engen Kontakt zur Gruppe, weil sie immer wieder wegen ihrer Krankheiten zu Hause bleiben musste. Verständlicherweise fühlte sie sich im Kindergarten unwohl. Ihre Oma war sehr um ihre Gesundheit besorgt. Sie wollte nichts falsch machen, schon weil ihr Sohn und ihre Schwiegertochter Ärzte waren. Es gab folglich immer sehr früh Alarm von Großmutters Seite und Anna bekam das Gefühl, dass irgendetwas nicht mit ihr stimmte. Sie fühlte keine angenehme lockere Atmosphäre um sich herum, alle waren angespannt und in Sorge. Ihr Tagesablauf war eher funktionell denn liebevoll. Es fehlten Geborgenheit und Wärme.

Heilung für Anna mit New Age Ayurveda

Die Ursache von Annas Infekten war u. a., dass sie das Gefühl hatte, nicht so angenommen zu werden, wie sie war. Ständig war sie krank, ständig war etwas falsch an ihr. Sie hatte den Eindruck, als löste sie bei der Großmutter wie auch bei den Eltern und im Kindergarten Besorgnis aus, nicht Freude. Sie wurde wenig geherzt und auf den Schoß gesetzt. Man begegnete ihr mit dem Verstand und nicht mit dem Herzen. Selten saß die Familie zusammen an einem Tisch, weil Vater und Mutter unterschiedliche Praxisdienste hatten, und Anna auch oft schon vorher zur Oma gebracht wurde. Durch die häufige Einnahme von Antibiotika war ihr Immunsystem geschwächt und konnte sich kaum erholen. Das morgendliche kalte Frühstück, bestehend aus Milch und Cornflakes, trug auch nicht zur Besserung bei.

Unterdessen wird Anna morgens abwechselnd von ihrer Mama und ihrem Papa liebevoll geweckt. Die Eltern umarmen sie und sagen ihr, dass es Zeit zum Aufstehen ist. Sie reichen ihr eine kleine Tasse warmes Wasser, die sie austrinkt. Danach geht es zur Toilette, dann zum Waschen und Ankleiden. Jetzt wartet ein warmes Frühstück auf Anna. Der Elternteil, der später zur Arbeit geht, frühstückt mit ihr. Vielleicht hat sich sogar die Oma eingefunden und zu dritt genießt man den warmen Getreidebrei, der in Sojamilch gekocht und mit Datteln und Rosinen im Schüsselchen serviert wird. Ich schlage deshalb Sojamilch vor, weil sie nicht wie Kuhmilch Schleim produzierend ist und Anna derzeit stark unter Verschleimung leidet. Ein Teelöffel Agavendicksaft oder Akazienhonig süßt den Brei, ohne den bereits durch Antibiotika geschädigten Darm weiter in Mitleidenschaft zu ziehen. Obendrauf können ein paar gehackte Mandeln gestreut werden.

Nach dem Frühstück nimmt Anna etwas Ayurveda-Medizin ein. Um die Verdauungskraft zu stärken, nimmt sie einen halben Teelöffel *Arvindasava* in etwas Wasser zu ihrem Brei ein. Nach dem Essen nimmt sie noch einen halben Teelöffel *Chyavanprash*, eine fruchtige Paste, die der Stärkung des Immunsystems und der Regeneration ihrer Bronchialschleimhaut dient. Als Getränk mag sie warmen Kräutertee.

Anna genießt die Nähe ihrer Lieben und auch, dass alle das Gleiche essen wie sie. Zum Kindergarten nimmt sie eine Möhre oder einen Apfel mit. Einer der Familienangehörigen bringt sie dorthin, umarmt sie an der Tür und winkt zum Abschied, wenn Anna sich noch einmal umdreht. So in Liebe eingehüllt, fühlt sie sich im Kindergarten viel selbstsicherer.

Am Mittag wird sie von Oma abgeholt, die schon für sie gekocht hat. Es gibt Spaghetti mit Brokkoli-Brei und Hähnchenbrust. Dazu gibt es erneut – wie am Morgen – Ayurveda-Medizin und den Kräutertee. Jetzt schläft Anna erst einmal eine Runde.

Am Nachmittag geht sie mit Oma auf den Spielplatz, klettert auf dem Klettergerüst und schaukelt mit Freddy. Zwischendurch isst sie den von Oma gereichten halben Apfel. Schade, dass es schon Zeit ist, nach Hause zu gehen.

Dort angekommen begegnet ihr zuerst Papa, der heute früher aufgehört hat zu arbeiten, um Anna noch vor dem Schla-

fengehen zu sehen; Mama arbeitet heute länger. Oma bereitet eine warme Suppe vor, denn Brot ist im Ayurveda verpönt, das mag der Darm nicht so gerne und oft gibt es deshalb Blähungen. Wieder gibt es die flüssige Medizin, aber am Abend gibt es keine Fruchtpaste mehr.
Noch etwas spielen mit Papa, dann waschen und dann geht es ab ins Bett. Papa kommt zum Vorlesen und Geschichten erzählen, worin er jeden Tag besser wird. Wieder eine warme Umarmung, jetzt kann Anna gut schlafen.
Durch das neue Miteinander innerhalb der Familie, die gemeinsamen ayurvedischen Mahlzeiten, den liebevollen Umgang und die Einnahme der Medizin verbesserte sich Annas Zustand schon nach zwei Wochen. Leider gab es dann doch einen Rückschlag. Der erneuten Erkältung begegnete man mit der Einnahme von Ayurveda-Medizin. Anna nahm dreimal täglich einen viertel Teelöffel *Sitopaladi* in Wasser ein und hat die Einnahme der anderen Ayurveda-Medizin beibehalten. Am meisten war Oma besorgt, denn noch nie zuvor hatte Anna bei einem derartigen Infekt kein Antibiotikum eingenommen.

Ayurveda verlangt etwas Geduld. Doch richtig angewendet verspricht Ayurveda nicht nur Heilung, sondern gibt sie auch nachhaltig.

Als betreuende Ayurveda-Ärztin habe ich alle gebeten, durchzuhalten. Die Mutter hat mir zum Glück vertraut. Auch das leichte Fieber ist mit Wadenwickeln gewichen. Der Tagesablauf wurde beibehalten, die Eltern haben sich abgewechselt und Oma war später auch nicht mehr so ängstlich. Im ersten halben Jahr der Behandlung bekam Anna noch zwei bis drei Infekte, die nur ayurvedisch behandelt wurden. Im zweiten Halbjahr war es nur noch einer.

3.2 Beispiel 2: Akne (Harry, 16 Jahre)

Harrys Mutter rief mich an und erzählte mir, dass ihr Sohn unbedingt zu mir in die Sprechstunde kommen sollte. Er leide sehr unter seinem Äußeren, sein Gesicht und sein Oberkörper seien stark von Akne befallen. In der Schule habe er Stress mit den Lehrern und die Noten seien auch nicht mehr so gut wie früher. Bei der Erstuntersuchung saß mir ein athletisch gebauter junger Mann gegenüber, die Schultern leicht nach vorne geneigt, er war hellhäutig, hatte Sommersprossen und rotes Haar. Er schaute bei der Befragung immer wieder weg, er schien scheu zu sein. Die Akne an Gesicht und Körper befand sich in verschiedenen Stadien, von Eiterpusteln bis hin zu Narben. Auf die Frage, wie er sich ernähre, gab er unumwunden zu, dass er von Kartoffelchips und Tortilla Chips mit feurigen Dips nur schwer lassen könne, am liebsten scharf gewürzte Currywurst esse und dem Bier auch nicht abgeneigt sei, wenn auch nur zweimal die Woche. Schoko- und/oder Müsliriegel esse er schon mal vor seinem Fußballtraining, weil er dann keine Zeit habe, noch etwas Richtiges zu essen. Er habe guten Stuhlgang, so zwei- bis dreimal pro Tag, eher breiig als fest.

In der Schule sei es derzeit sehr stressig, denn sein neuer Lateinlehrer würde ihn nicht mögen. Er würde ihn immer dann aufrufen, wenn er mal nicht so genau zugehört hätte. In den anderen Fächern wäre es nicht ganz so schlimm. Sein Lieblingsfach sei Sport, die übrigen Fächer fand er derzeit nicht so prickelnd. Er würde gerne seine Pickel loswerden, denn er habe sich vor Kurzem in ein Mädchen seiner Parallelklasse verknallt und ihm sei es peinlich, so stark gezeichnet auf sie zuzugehen. Seine Eltern sehe er kaum, denn die würden immer in der Konditorei arbeiten. Sein Vater stehe früh auf und gehe früh schlafen und die Mutter wäre ohnehin immer im Laden, auch am Wochenende. Er fände es ganz in Ordnung, für sein Essen alleine zu sorgen. Er esse meistens Brot mit Aufschnitt oder gehe mal kurz zum Kebab-Haus oder zum Imbiss um die Ecke. Ihm fehle es an nichts.

Heilung für Harry mit New Age Ayurveda

Harry leidet offenbar an einem *Pitta*-Überschuss. Er erhöht das Feuerelement zusätzlich durch seine Ernährung – Frittiertes wie Chips, scharfes Essen, viel Brot und Wurst, Süßigkeiten und Alkohol erhöhen allesamt sein Feuer, welches neben seiner hormonellen Umstellung der Auslöser für seine Akne ist. Sein erhöhtes *Pitta* zeigt sich auch an seiner Irritierbarkeit, an seinem weichen und häufigen Stuhl.

Als Erstes mache ich ihn darauf aufmerksam, dass er die Ursache, die für das Ausbrechen seiner Erkrankung verantwortlich ist, abstellen muss, da sonst eine erfolgreiche Heilung nicht stattfinden kann. In seinem Fall bedeutet das, dass er seine Ernährung komplett und seinen Tagesrhythmus ein wenig umstellen muss.

Nach dem Aufstehen empfehle ich ihm ein Glas lauwarmes Wasser zu trinken. Und um etwas selbstsicherer zu werden, empfehle ich ihm die Dynamische Meditation; wenn er es schafft, noch vor der Schule, ansonsten danach. Anschließend kann er warm duschen und sollte dabei auf die Verwendung von hautreizenden Produkten verzichten. Bei Akne sind fettende Cremes, Lotionen und Öle zu meiden, besser sind entzündungshemmende, ayurvedische Gesichtswasser[2], um die betroffene Haut zu schützen und zu heilen.

2 Z. B. Shaclear und Shaclove von der Firma Shanaz Hussain

Bei seiner Kleidung sollte er nach Möglichkeit eine Zeit lang auf Kunstfasern verzichten und beim Sport darauf achten, dass die Kunstfaser die Hitze nach außen gut entweichen lässt. Harrys Haut bekommt es besser, wenn er morgens anstelle von Brot z. B. Amaranthflocken mit frischem Obstsalat oder einen Gersten- oder Haferbrei isst. Dazu passt ein schwarzer oder ein grüner Tee.

Nach dem Frühstück nimmt er einen Teelöffel *Surakta* und zwei Tabletten *Arogyawardini* ein, das unterstützt die Reinigung des Blutes und der Leber. Von *Saraswatarishta* nimmt er zur Steigerung seiner Konzentration zwei Teelöffel in Wasser ein, das kühlt den „Hitzkopf" etwas ab.

Als Pausensnack empfehle ich ihm, sich vegetarische Wraps aus der eigenen Konditorei mitzunehmen und ein paar Stücke frisches Obst. Tagsüber ist es gut, nur noch stilles Wasser zu trinken und auf alle Softdrinks zu verzichten, denn die enthalten Benzoesäure und jede Menge Zucker.

Nach der Schule am Nachmittag nimmt er wieder einen Teelöffel *Surakta* ein und am Abend noch einmal. Am Abend nimmt er zusätzlich noch zwei Tabletten *Arogyawardini* und noch einmal zwei Teelöffel *Saraswatarishta* in Wasser ein.

Ich kann seinen Vater überreden, mit ihm gemeinsam zu Abend zu essen und zwar an den Tagen, wo Harry kein sportliches Abendprogramm hat. Harry und sein Vater wollen versuchen, gemeinsam ein vegetarisches Essen zu zaubern. An den Sportabenden wird sich Harry eine vegetarische oder eine Hühnersuppe in einem Warmhaltegeschirr von zu Hause mitnehmen anstelle der Süßigkeiten. Es fällt Harry nicht leicht, die Chips und die Süßigkeiten wegzulassen, aber er ist sogar dazu bereit, denn sein Ziel ist es, schon bald seine Angebetete pickelfrei anzusprechen.

Bei der Kontrolluntersuchung nach zwei Wochen sind schon einige Pusteln abgeheilt, das Hautbild ist zwar besser, aber noch lange nicht zufriedenstellend. Ich empfehle ihm deshalb zusätzlich eine Kosmetikerin aufzusuchen, die eine ordentliche Ausreinigung macht und seine vernarbte Haut mit einem Skin Peeling Gerät behandelt. Nach vier weiteren Wochen ist die Haut schon wesentlich besser abgeheilt, selbst die Narben scheinen weniger geworden zu sein.

Doch dann kam leider ein Rückfall. Harry kam mit neu entstandenen Mitessern von seiner Klassenfahrt zurück. Hatte er doch nur gegessen, was alle anderen Schüler auch gegessen hatten: Pizza, Pommes, Chips, Croissants und natürlich der berühmte „Croque Monsieur" mit besonders leckerer Mayonnaise auf Salat, Salami und Weichkäse. Ich erklärte Harry, dass dieses für ihn „normale Essen" leider *Pitta* erhöhend gewesen sei und dass seine Hormone ohnehin sein Feuer und damit auch die Akne noch weiter nach oben schießen ließen. Das Zusammenspiel von *Pitta* erhöhendem Essen, Unausgeglichenheit der Hormone und seine *Pitta*-Grundkonstitution erlauben ihm derzeit leider noch keine frittierten, salzigen, fetten und gezuckerten Speisen. Harry war etwas frustriert und fragte sich, ob die ayurvedische Medizin die richtige für ihn sei. Sein vorheriger Erfolg hat ihn schließlich dazu bewogen, noch einmal mit „reiner" Lebensweise zu beginnen. Nach zwei weiteren Monaten war seine Haut wunderbar glatt und durch die zusätzliche Behandlung mit dem Skin-Peeler waren die Narben kaum noch sichtbar.

3.3 Beispiel 3: Unerfüllter Kinderwunsch (Jennifer, 32 Jahre)

Jennifer, eine erfolgreiche Chefsekretärin, kam aufgrund ihres unerfüllten Kinderwunsches in meine Praxis. Sie wirkte agil, war von ihrer Statur her eher der drahtige, androgyne Typ mit schmalem Becken und knabenhafter Figur. Ihre Augen schauten interessiert in jeden Winkel des Behandlungszimmers, ihre übergeschlagenen Beine wippten lebendig auf und ab. Sie hatte es beruflich bereits zu etwas gebracht, war bis zur Sekretärin des Chefs in einem mittelständischen Unternehmen aufgestiegen, war glücklich mit einem Immobilienmakler verheiratet, besaß bereits ein Haus mit zwei Kinderzimmern und einem Garten. Das einzige, was ihr nun wirklich noch fehlte, waren Kinder. Das Ehepaar versuchte bereits seit zwei Jahren vergeblich, Nachwuchs in die Welt zu setzen. Die Pille hatte sie im Alter von 30 Jahren abgesetzt, beide hatten sich untersuchen lassen und außer einer Oligospermie (verminderte Anzahl von Spermien) beim Mann und dem unregelmäßigen Zyklus bei ihr waren keine Mängel festgestellt worden. Unregelmäßigkeit kennt Jennifer von ihrem Körper sehr gut, sie schläft schon mal schlecht, wacht nachts auf und kann dann nur schwer wieder zur weiteren Nachtruhe finden. Alle zwei bis drei Tage hat sie Stuhlgang und jede Woche leidet sie wenigstens an einem Tag an Kopfschmerzen, die sich vom Nacken aus nach oben über den Kopf ziehen. Sie ist sehr pflichtbewusst und wagt es nicht, während der Mittagszeit eine längere Pause zu machen. Sie isst ihr Knäckebrot am Schreibtisch und versucht nach Möglichkeit, abends warm zu essen. Manchmal vergisst sie ihr Essen, weil sie zu sehr in die Arbeit vertieft ist und am Nachmittag genehmigt sie sich dann nur einen Kaffee. Wenn ihr am Abend noch etwas Zeit bleibt, fährt sie Fahrrad, sie mag das Radeln, denn durch die körperliche Anstrengung kann sie besser den Tag hinter sich lassen. Sie schafft problemlos 20 Kilometer. Am Wochenende unternehmen Jennifer und ihr Mann gerne Kurztrips, mal nach Paris, mal nach London oder auch Madrid. Sie möchten etwas von ihrem Leben haben.

Heilung für Jennifer mit New Age Ayurveda

Jennifer leidet offenbar an einem *Vata*-Überschuss und weist eine *Pitta-Vata*-Konstitution auf. Sie kommt nur schwer zur Ruhe und sucht sich anstelle ruhiger Momente in ihrem Tagesablauf eher Bewegung, sogar an Wochenenden. Flugreisen und viel Bewegung erhöhen weiter ihre Luftenergie, ihr *Vata*. Daraus folgen der unterbrochene Schlaf, der träge Darm sowie der Kopfschmerz, der über ihren Hinterkopf zieht. Die Zyklusstörungen haben damit ebenso zu tun. Ihr *Pitta* feuert sie zu weiteren ehrgeizigen Leistungen an und fühlt sich von der erhöhten Luftenergie sogar noch beflügelt, was letztendlich zu einer Schwächung ihrer Gewebe und damit auch des Fortpflanzungsgewebes führt, - von daher konnte sie bisher nicht schwanger werden.

Meditation

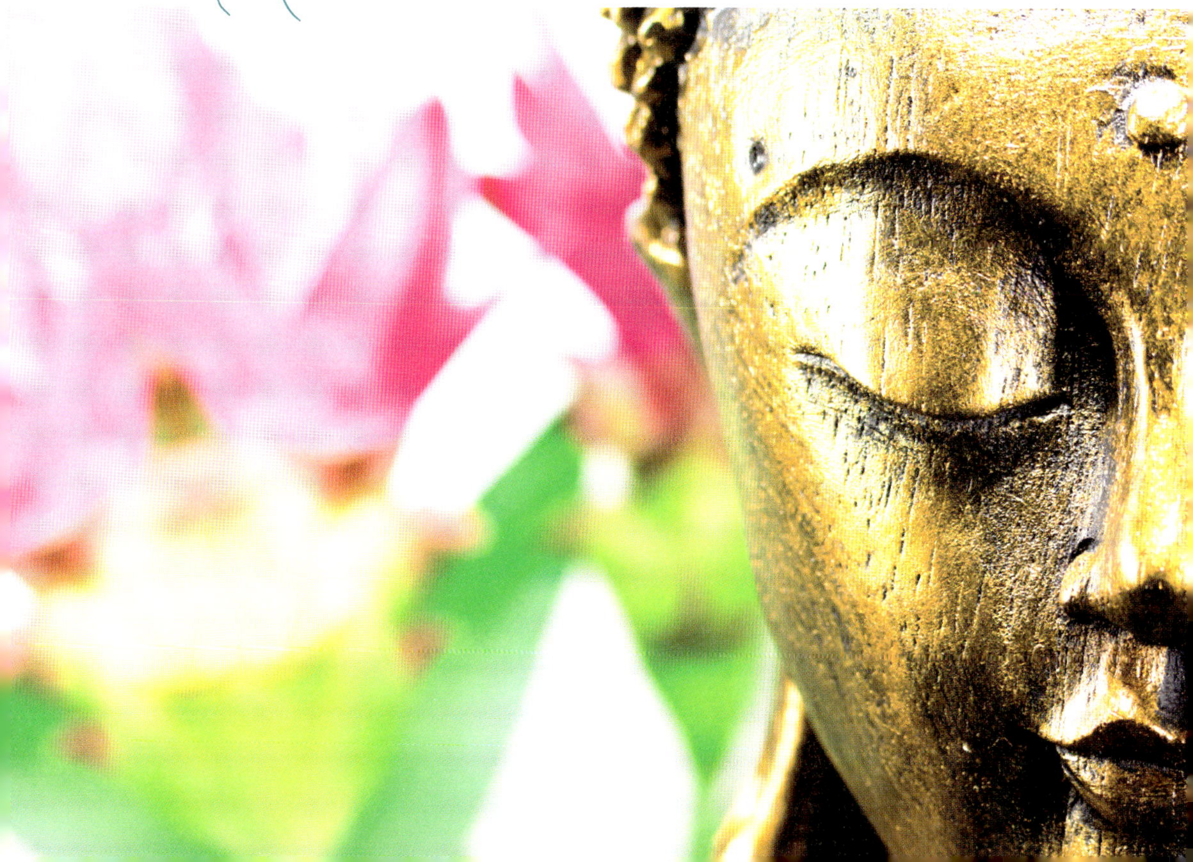

Um die *Vata*-Störung auszugleichen, empfehle ich Jenny und ihrem Mann, einem *Kapha-Pitta*-Typ, schon früh ein Glas warmes Wasser zu trinken und anschließend gemeinsam zu meditieren. Die Nadabrahma-Meditation nach Osho scheint mir für beide sehr geeignet zu sein. Dabei setzt sich der Meditierende auf ein Kissen und summt während der ersten Phase ohne Unterbrechung für ca. 30 Minuten (insgesamt gibt es drei Phasen). Hierbei ist es ausgesprochen wichtig, dass der Praktizierende sich nur auf die Ausatmung (= das Summen) konzentriert. Das führt zu einer Verlangsamung der Gedanken, zu einer besseren Sauerstoffversorgung im Körper und leitet uns tief in unser Innerstes. Die Nadabrahma wirkt beruhigend auf unser Nervensystem und somit auch auf unsere Luftenergie. Als Partnermeditation angewendet, führt das Summen zu einer gemeinsamen Erfahrung und Harmonisierung der unterschiedlichen elektrischen Schwingungen, sie ist sozusagen als „fine tuning" für eine Beziehung geeignet. Ich empfehle dem Partner, seine Frau morgens mit *Vata-Öl* vor dem Duschen einzuölen. Das tut der zur Trockenheit neigenden Haut gut und nährt auch die Gewebe. Er selbst bekommt von Jennifer den Rücken abgerubbelt, da er genügend Öl auf seiner Haut hat und aufgrund seines hohen *Kapha*-Anteils eher einer Aktivierung bedarf. Nach dem Duschen wird Jennifer einen geschroteten Siebenkornbrei, den sie sich zuvor eingeweicht hat, mit halber Menge Milch und halber Menge Wasser kochen. Sie streut sich ein paar Rosinen ein und würzt den Getreidebrei mit etwas frischem Ingwer, Gelbwurz, Kardamom und Zimt. Wenn der Brei genügend geköchelt hat, gibt sie einen Klecks Ghi (geklärte Butter) hinein und ein paar Sonnenblumenkerne und gehackte Mandeln darauf. Sie süßt den Brei mit frischem Akazienhonig und trinkt dazu einen *Vata*-reduzierenden Tee. Ihr Mann hingegen trinkt Ingwer-Tee und isst eine kleine Portion in Wasser gekochten Gerstenschrot, den er mit Ingwer- und Chili-Honig verfeinert.

Jennifer nimmt von den ayurvedischen Arzneimitteln je zwei Teelöffel *Dashmoolarishta* und *Kumari Asava* in Wasser und zwei Tabletten *Shatavari* nach dem Essen ein. Die Medizin senkt ihr *Vata*, gleicht aber auch ihr Feuer aus und nährt obendrein ihre Gewebe. Durch die Medizin und die veränderte Lebensweise kann sich ihr Zyklus regulieren. Ihr Mann nimmt vor dem Frühstück eine Tablette *Trikatu* zur Anregung seines Stoffwechsels ein und, um seine Spermienanzahl zu erhöhen, eine Tablette *Ashwaghanda* nach dem Essen.

Jetzt geht jeder seiner Arbeit nach. Jennifer fühlt sich in ihrem Körper wohl und klar in ihrem Verstand. Im Büro ist sie gleich wieder die Aktive und wirbelt durch den Vormittag. Ab und zu nimmt sie ein Schlückchen von ihrem *Pitta*-

Vata-Tee aus ihrer Thermoskanne. Es ist besser für sie, wenn sie mittags eine Pause macht und sich beim Italiener um die Ecke eine Minestrone holt. Die Wärme tut ihr gut. Danach gibt es einen kleinen Spaziergang und zehn Minuten Einkehr auf einer Bank oder im Winter im nahe gelegenen Café. Auch im Café im Cafe oder an anderen öffentlichen Plätzen und Orten, können wir für ein paar Minuten die Augen schließen, den Gedanken „zusehen", wie sie sich beruhigen, unsere Mitte finden, die Schultern und den Nacken entspannen und auf unsere Bauchatmung achten. Den zuvor bestellten Pfefferminztee trinkt sie danach. Hierbei nimmt sie eine Tablette *Shatavari* ein. Durch die Mittagspause wieder ausgeglichen, kann der arbeitsintensive Nachmittag beginnen. Der Tee wärmt sie und lässt ihr Feuer nicht zu hoch schießen. Am Abend kann sich Jennifer natürlich auf das Fahrrad setzen und ein wenig radeln, sofern sie dazu Lust hat und sich nicht unter Leistungsdruck setzt. Es folgt ein warmes Abendessen mit ihrem Mann. Für Jennifer gibt es mild gewürztes Fenchelgemüse mit Seitling auf Reis, ihr Mann bekommt noch eine Extraportion geriebenen Ingwer dazu. Sie nimmt zum Essen die gleiche Medizin wie zum Frühstück ein, ihr Mann ebenso.

Etwa zwei Stunden nach dem Essen gibt es noch einen Nachtisch für Jennifer. Sie

Auch im Café können wir für ein paar Minuten die Augen schließen, den Gedanken „zusehen", wie sie sich beruhigen, unsere Mitte finden, die Schultern und den Nacken entspannen und auf unsere Bauchatmung achten.

kocht Milch, die sie mit Safranfäden, Gelbwurz, Kardamom und Zimt würzt. Das Dessert lässt sie etwas abkühlen und fügt dann einen Teelöffel Akazienhonig dazu. Die Milch nährt nicht nur ihr Fortpflanzungsgewebe, sondern lässt in ihrem Bauch Zufriedenheit und Freude aufkommen. Vor dem Schlafengehen nimmt sie drei Tabletten *Triphala*, das sorgt für einen regelmäßigen Stuhlgang. In ihrem Schlafzimmer hat sie auch etwas verändert: Die Bücher sind daraus verschwunden, das Licht lässt sich nun dimmen, Kerzen geben dem Raum Atmosphäre. Vor dem Schlafengehen werden Räucherstäbchen mit Sandelholz angezündet oder sie träufelt Rosenöl, Nardenwurzel oder Orangenduft in die Öllampe. Die beiden haben gemerkt, dass sie es sich schon längere Zeit nicht mehr gemütlich gemacht haben und damit auch nicht mehr so gut zueinander finden konnten. Im Schlafzimmer ist es in den letzten Jahren nur noch um das Zeugen von Kindern gegangen. Sie fühlen sich wieder wohler miteinander, geben sich ab und zu kleine Geschenke und erfreuen einander mit

Überraschungen wie im Mondenschein Bootfahren.

Die Empfehlungen des New Age Ayurveda haben die beiden wieder zueinander geführt. Sie haben die Herzen wieder füreinander geöffnet, und lassen sich mehr Zeit zum Nichtstun und Genießen. Durch die Ayurveda-Medizin hat sich der Zyklus und der Stuhlgang von Jennifer innerhalb von drei Monaten reguliert. Sie muss jetzt nicht mehr ständig hin und her springen, schläft besser und spürt, wenn sie mal über das Ziel hinausschießt. Ihr Mann konnte durch das Essen und ein paar Extra-Sporteinheiten abnehmen und fühlt sich viel dynamischer. Auch die Lust am Sex hat sich dadurch bei ihm gesteigert.

Im vierten Monat nach Behandlungsbeginn wurde Jennifer schwanger. Wir haben direkt *Kumari Asava* und *Dashmoolarishta* abgesetzt, sie hat nur noch *Shatavari* zur Nährung des Embryos und Fetus weiter eingenommen. Anstelle des Radfahrens geht sie spazieren oder macht meditativen Tanz. Der werdende Papa indes sportelt fleißig weiter und freut sich zusammen mit Jennifer auf das erste gemeinsame Kind.

3.4 Beispiel 4: Depression (Horst, 44 Jahre)

Horst, ein umgänglicher, lustiger, gesprächiger Herr kam mit seiner seit sieben Jahren schulmedizinisch behandelten Depression zu mir in die Praxis. Horst war seit Jahren als Gebietsvertreter eines großen Versicherungskonzerns tätig und hatte im Laufe der Zeit offensichtlich gelernt, auch dann über sich zu lachen, wenn es ihm einmal nicht so gut ging. Im Verlauf der Erstuntersuchung bewies er einen ausgereiften Sinn für Humor – es schien so, als habe er seine Depression als ständige Begleiterin angenommen. Körperlich klagte Horst über Sodbrennen, Bluthochdruck und Schulterschmerzen. Auch hier wurde er bereits schulmedizinisch mit Medikamenten behandelt. Er fühlte sich nicht wohl in seiner Haut, hatte keinen rechten Appetit und war nicht mehr so leistungsfähig wie früher. Golf war eine seiner Hauptfreizeitaktivitäten, zudem nutzte er jede Gelegenheit, einmal kurz in sein Ferienhaus nach Spanien zu fliegen.

Früher war Horst ein „Hans Dampf in allen Gassen", ein Partylöwe – war weder den Frauen noch dem Alkohol abgeneigt. Nun ja, die Frauen würden ihn zwar noch immer mögen, doch heute war er verheiratet und auch dort sei das Schlafzimmer kein Ort der Gemeinsamkeit mehr. Die Frage, ob er und seine Frau derzeit noch sexuell aktiv seien, verneinte er. Irgendwie hätte sein Interesse am Sex nachgelassen. Ihm mache es jetzt zu schaffen, dass etwas in seinem Innersten nicht stimmte. Im Grunde seiner Seele sei er tieftraurig und unzufrieden mit sich. Schon lange konnte er weder gut ein- noch durchschlafen, ein Grund, abends auch mal tiefer ins Weinglas zu schauen. Seine Blutwerte zeigten einen erhöhten Cholesterinspiegel und erhöhte Leberwerte. Horst musste aufgrund seiner Geschäftstermine häufig außer Haus essen: Ein Aperitif, in Öl eingelegte Antipasti, Fleisch und Fisch mit Beilagen als Hauptgang seien hier der Usus. Der Wein werde mit dem Hauptgericht abgestimmt und zum Dessert gehörten ein oder zwei Grappas zum stark gesüßten Espresso. Süßigkeiten als solche vertrage er derzeit überhaupt nicht, denn davon bekomme er starkes Sodbrennen. Seine Nase sei ständig verstopft und sein Stuhlgang von gelblich-breiiger Konsistenz. Horst beschreibt ein Gefühl von permanenter innerer Anspannung und gleichzeitiger Betäubung in sich.

Heilung für Horst mit New Age Ayurveda

Horst zeigte deutlich eine starke *Pitta* Erhöhung (Feuer und Wasser), die durch die von ihm eingenommenen Medikamente keinen Ausgleich fand, sondern lediglich die Leberfunktion zu bremsen schien. Sogar sein Wasserelement (= die morgendlich verstopfte Nase) war erhöht (*Kapha* Erhöhung [Erde und Wasser]). Seine für eine *Pitta*-Konstitution unpassende Ernährung verschlimmerte den Zustand noch weiter. Sein Luftanteil (= *Vata*) war verantwortlich dafür, dass er den Humor beibehielt sowie die Illusion aufrechterhielt, die Welt sei an und für sich doch in Ordnung. War er nicht ständig in Spanien, beim Golfen oder unterwegs in besten Restaurants? Und hatte er nicht trotzdem noch Erfolg bei Frauen? Und führte er nicht trotzdem eine gute Ehe? Ich habe Horst vorgeschlagen, für zehn Tage zur Ayurveda-Kur zu kommen. Aufgrund dieses kurzen Zeitfensters handelte es sich dabei nicht um eine klassische ausleitende Panchakarma-Kur. Dennoch bestehe hier die Gelegenheit, wieder etwas mehr bei sich selbst zu landen und eine Ahnung von einem körperlichen und geistigen Wohlgefühl zu bekommen. Die plötzliche Einsicht in seine Situation ließ Horst alle seine laufenden Termine absagen – er begab sich direkt in Behandlung.
Ein Glas warmes Wasser und anschließend ein ausgedehnter Sonnengruß bei unserem Yogatherapeuten – so begann nun Horsts Tag in der Kur. Im Anschluss folgte „in Stille sitzen“ – eine Übung, um 15 Minuten lang den Verstand zur Ruhe kommen lassen. Dabei wird beobachtet, wie die kühle Luft durch die Nase ein- und wieder ausströmt. Danach das Frühstück: in Wasser gekochte Haferkleie mit einer Prise schwarzem Salz und ein klein wenig frischem, geriebenem Ingwer. Auf die Mahlzeit haben wir

Kräuterstempel

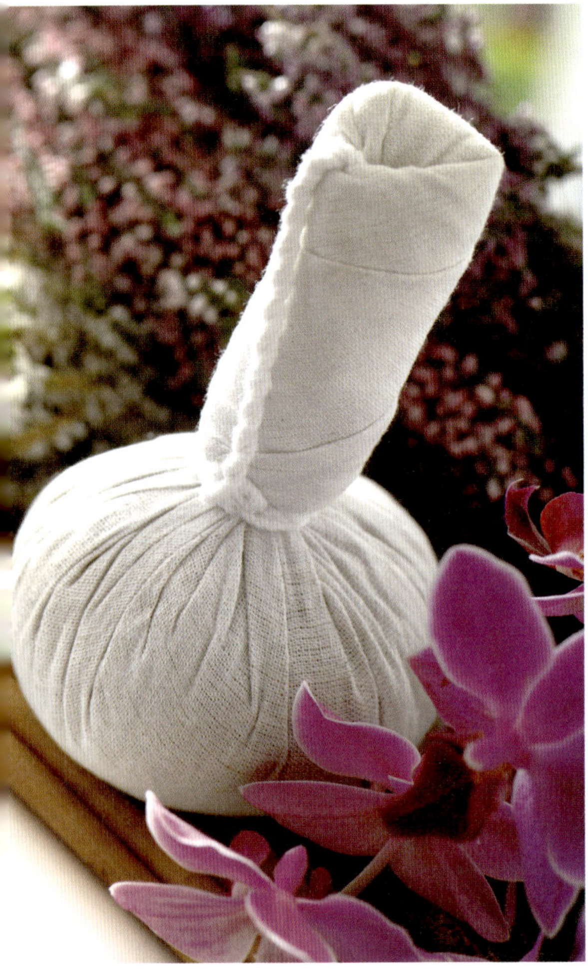

ihm *Avipattikar Churna* gestreut, das hilft gegen die Übersäuerung. Zusätzlich zwei Tabletten *Ayucid*– die ayurvedische Antwort auf Sodbrennen. *Ayucid* ist ein hervorragender Ersatz für westliche Magensäurehemmer, die heutzutage leichtfertig verschrieben werden und nach ayurvedischen Gesichtspunkten die Verdauungskraft noch mehr schmälern. Um die Leber sanft zu entgiften und sein Feuer zu reduzieren, bekam Horst zwei Tabletten *Arogyawardini* zur Senkung des Cholesterinwerts und zur Befreiung der Blockaden seiner Kanäle (Srotas), noch zwei Tabletten *Triphala Guggulu*.

Im Anschluss an die vorgenannte „Morgenroutine" folgte ca. eine Stunde später die tägliche Konsultation, bei der es nur um Horst und sein individuelles Befinden ging. Er ließ das bisherige Leben Revue passieren: Er war an einem Wendepunkt in seinem Leben angekommen, hatte alles erreicht, was er wollte. Seine beiden Kinder waren 14 und 16 Jahre alt. Er hatte eine liebenswerte Frau, die ihn immer unterstützte. Ein Hauptproblem war, dass er sich nicht mehr fühlen konnte, er hatte jahrelang zwölf bis vierzehn Stunden am Tag gearbeitet, um es finanziell dahin zu bringen, wo er heute ist. Er hatte immer geplant, mit 50 Jahren nicht mehr zu arbeiten. Und nun hatte er - quasi auf der „Zielgeraden" - das Gefühl, in dieser Verfassung die 50 gar nicht mehr erreichen zu wollen.

Ich erklärte ihm, dass wir im Ayurveda zunächst das System zu entleeren versuchen, wir schaffen Raum. Das ist der Grund, weshalb ein Essen in der Kur nicht reichhaltig ist, weshalb meditiert und Yoga gemacht wird. Das leuchtet Horst ein. Zu Mittag gibt es das entschlackende Kitchari, ein Gericht aus

Mungdal und Basmatireis. Ein sehr ungewohntes Essen für Horst, der sehr gerne Fleisch aß; kleine Gourmetleckereien wie Scampis oder ein Häppchen Parmaschinken mit Parmesan fehlten ihm auch. Mit dieser Breikost machte ich mich nicht beliebt. Nach dem Essen wird die Medizin des Vormittags verabreicht, später steht nur noch Ausruhen auf dem Plan, einfach die Seele baumeln lassen und sich langweilen. Eine Situation, die Horst zunächst sehr nervös macht: Er möchte zum Golfen. Ich schlage vor, noch bis zur Ayurveda-Anwendung am Nachmittag zu warten und sich stattdessen im Garten aufzuhalten. Nichtstun scheint für Horst sehr schwer zu sein, sein Verstand tyrannisiert ihn und seinen vermeintlichen „Müßiggang". Den Tridosha-Tee anstelle eines Espresso mag er auch nicht. Um 15 Uhr hat er seine Anwendung: Eine *Vata*-reduzierende sanfte Massage mit duftendem, warmem Kräuteröl. Horst schmilzt dahin und schläft während der Behandlung ein. Er wird mit sanfter Stimme geweckt, denn weiter geht es zum Schwitzen in eine kleine Svedana Box. Das Schwitzen fördert das Eindringen des medizinischen Öles in den Körper und hilft, wie wir es von unseren Sauna-Anwendungen her kennen, über die Haut den Körper zu entschlacken. Es folgt eine lauwarme Dusche. Horst ist von soviel Zuwendung berührt. Alles wird ihm gereicht, alle Therapeuten, Praxishilfen und Masseur(innen) gehen behutsam mit ihm um. Vor dem Essen legt er sich noch etwas auf sein Bett. Zum Abendbrot gibt es wieder Kitchari, dieses Mal mit etwas Gemüse (siehe Anhang 3). Die Mitpatienten erhalten die gleiche Kost – siehe da: Es ist alles nicht so schlimm, er mag sich auch nicht mehr so sperrig anstellen wie beim Mittagstisch. Wieder streut er etwas Avipattikar auf sein Essen und am Abend nimmt er die gleiche Medizin wie am Morgen und am Mittag ein.

Vor dem Schlafen gibt es einen *Triphala*-Tee, der sorgt für eine gute Entleerung und stärkt außerdem den Darm. Horst ist müde, redet noch etwas bei Tisch und zieht sich aber schon bald auf sein Zimmer zurück.

Ähnlich geht es in den nächsten Tagen weiter, nur erhält Horst jetzt auch verschiedene psychotherapeutische Sitzungen in Form von Gestalttherapie, Familienstellen und Gesprächen. Es wird immer wieder und regelmäßig meditiert, mit Bewegung und nach Musik und in Stille. Seine Anwendungen richten sich jeden Tag nach seinem persönlichen Befinden und werden individuell tagtäglich abgestimmt. Manche Massagen gehen sehr tief ins Gewebe, sind in ihrer Wirkung aber trotzdem beruhigend. Wegen eines Schmerzes in Schulter und Arm erhält er insgesamt drei Kräuterbeutel-Anwendungen, mit vorheriger *Abhyanga*, einer Ganzkörperölung. Bei der Kräuterbeutel-Anwendung werden die Beutel mit rotem Reis und verschiedenen, der Erkrankung entsprechenden, Kräutern gefüllt. Sie werden leicht und schnell auf die verschiedenen Regionen aufgeschlagen. Das hilft, die Muskulatur und die Sehnen zu entspannen und auch die Ablagerungen freizusetzen. Danach wird der Inhalt des Beutels auf die zuvor schmerzende Stelle aufgetragen und man lässt sie trocknen. Später kann die Schulter mit warmem Wasser abgespült werden. Die Diät ändert sich nach dem vierten Tag. Horst bekommt morgens Gerstenbrei und mittags Gemüse mit Basmatireis, am Abend gibt es weiterhin Kitchari mit oder ohne Gemüse.

Nach vier Tagen hat Horst bereits gar kein Sodbrennen mehr, sein Blutdruck ist so stark gesunken, dass wir seinen Betablocker auf die Hälfte reduzieren konnten. Den Magensäureblocker, der, wie schon erwähnt, die Verdauungskraft schmälert, hat er seit seiner Ankunft nicht mehr genommen. Nach Rücksprache mit seinem Arzt und Überprüfung seiner Werte haben wir auch seine Antidepressiva nach und nach durch *Ashwaghanda* und *Brahmi* Tabletten ersetzt. Von beiden hat Horst morgens, mittags und abends jeweils zwei Tabletten eingenommen.

An dieser Stelle sei erwähnt, dass eine derartige Umstellung von Medikamenten nicht leichtfertig durchgeführt werden sollte – hier muss in jedem Fall ein Arzt hinzugezogen werden. Ayurveda-Medizin ist eine Wissenschaft, die es gilt zu studieren und genauestens zu erlernen. Und so wissen wir vom Ayurveda, dass jeder Mensch eine andere, nur ihm eigene angeborene Konstitution besitzt, die es erfordert, dass alle Störungen individuell behandelt werden.

Horst fühlt sich nach sechs Tagen energiereicher, er geht länger spazieren und fährt zwischendurch Rad. Am Entlassungstag sind seine Augen klarer, der Blutdruck normal, das Schulter-Arm-Syndrom hat sich verabschiedet, er fühlt sich angenehm leicht in seinem Körper, sein Geist ist frischer und er kann kaum glauben, dass er die ganze Zeit ohne Handy und Computer gelebt hat. Er tanzt schon morgens im Meditationsraum, er lebt und fühlt sich gut. Das Leben hat ihn wieder. Ich habe Horst vorgeschlagen, sowohl die Diät als auch die Meditationen und die Medikation noch für die nächsten drei Wochen beizubehalten. Alle guten Ergebnisse haben sich auch beim Nachsorgetermin drei Wochen später noch einmal bestätigt.

3.5 Beispiel 5: Hitzewallungen und Sinnkrise (Anna, 52 Jahre)

Vor mir sitzt eine gepflegte, gutaussehende, sonnengebräunte Dame mittlerer Statur mit blauen Augen und blondem Haar. Sie beginnt direkt über ihre gesundheitlichen Probleme zu sprechen. Sie leidet unter Gelenkbeschwerden, manchmal schmerzt die linke Hüfte, manchmal beide Knie und bisweilen auch ihre rechte Schulter. Sie kann nur schwer einschlafen, dreht sich nachts im Bett hin und her und fängt irgendwann an, stark zu schwitzen, besonders am Hinterkopf, Nacken und Oberkörper. Sie wechselt bis zu dreimal nachts ihre Wäsche. Tagsüber ist es besser, doch immer wieder schießt ihr die Hitze zunächst in den Kopf, dann in den Körper. Das ist ihr sehr unangenehm, sie wechselt deshalb mehrmals täglich ihre Oberteile und trocknet ihren Kopf und Nacken des Öfteren mit einem Handtuch ab. Manchmal beginnt ihr Herz ohne Grund zu rasen. Von den körperlichen Sorgen kommt sie zu den psychischen. Sie beschreibt sich als reizbar und unangenehm aggressiv. Immer häufiger streitet sie sich mit ihrem noch im Haus lebenden jüngsten Sohn, der mit seinen 16 Jahren doch auch mal mit anpacken könnte. Sie fühlt sich zu erschöpft, um die gesamte Hausarbeit zu erledigen. Ihr 60-jähriger Mann ist ihr auch keine große Hilfe. Der vergrabe sich nur in seiner Arbeit und möchte abends ein gutes Essen auf dem Tisch haben. Anna hat am Ende des Tages eigentlich keinen Hunger, isst aber trotzdem zusammen mit der Familie. Vielleicht hat sie ja genau deshalb in den letzten Jahren fünf Kilo zugenommen? Sie isst tagsüber nicht viel, morgens ein Körnerbrötchen mit Marmelade und einen Orangensaft, mittags einen gemischten Salat mit Putenfleisch oder einen griechischen Salat mit Oliven und Schafskäse, dazu gibt es ein bis zwei Körnerbrötchen. Sie verwendet nur bestes Olivenöl und trotzdem bekomme sie immer wieder Blähungen, erzählt sie. Am Nachmittag gibt es eine Tasse Kaffee und ein Stückchen Kuchen, die Nachbarinnen laden sich dazu gegenseitig ein. Sie isst den Kuchen nur der Freundschaft wegen. Sie weiß nicht, was mit ihr los ist. Sie hat einen lieben Mann, großartige Kinder, die beiden Großen studieren, der Jüngste ist zwar etwas schwierig, komme aber einigermaßen gut in der Schule mit. Anna beginnt zu weinen, sie wischt sich immer wieder die Tränen ab, nichts stimmt mehr in ihrem Leben. Sie fühlt sich leer

Sie weiß nicht, was mit ihr los ist. Sie hat einen lieben Mann, großartige Kinder... . Anna beginnt zu weinen, sie wischt sich immer wieder die Tränen ab, nichts stimmt mehr in ihrem Leben.

und überfordert. Am liebsten würde sie ganz für sich sein, keine Verpflichtungen haben. Sie könne doch nicht nur noch weinen, es gebe doch keinen Grund dafür. Die Haare fallen ihr in letzter Zeit auch noch aus. Die Menstruation komme nur noch unregelmäßig, die letzte hatte sie vor ca. drei Monaten, vielleicht war das ihre letzte. Hormonersatztherapie hat sie bisher abgelehnt, vielleicht sollte sie doch Hormone einnehmen? Der Blutdruck ist normal, ihr Stuhlgang variabel, mal mehr und mal weniger. Unter ihrem rechten Rippenbogen zwickt es schon mal, besonders wenn sie sich abends ein Dessert wie Tiramisu oder ähnliches gönnt.

Heilung für Anna mit New Age Ayurveda

Annas Wohlbefinden stört am meisten ihr erhöhtes Feuerelement, mit Hitzewallungen, übermäßiger Schweißproduktion, Gallestau, Aggressionen, aber auch ihr erhöhtes Luftelement bereitet ihr Sorgen: Schlafstörungen, zeitweilige Verdauungsprobleme, Gelenkbeschwerden, reaktives emotionales Verhalten. Ihr Jetzt-Zustand, ihre Kondition, zeigen im Gegensatz zu ihrer Grundkonstitution sowohl *Vata* als auch *Pitta* und *Kapha* zu fast gleichen Teilen an, alle *Doshas* scheinen sich bei ihr nicht mehr an ihrem Ort zu befinden.

Ich schlage Anna vor, mit einer kleinen Fastenkur über das Wochenende zu beginnen, um ihr Verdauungsfeuer zu stärken und den Stoffwechsel anzuregen. Am Freitagabend soll sie vor dem Schlafen eine Tasse Ingwerwasser und zwei Teelöffel Rizinusöl zu sich nehmen. Am Samstag tagsüber nur warmes Wasser trinken und am frühen Abend ein *Tridoshic Kitchari* essen. Ab dem Samstagabend schlage ich für jeden Abend vor dem Zubettgehen eine Tasse *Triphala*-Tee vor. Am Sonntag früh wieder warmes Wasser, mittags und abends eine *Kitchari*-Entschlackungsmahlzeit. Nach der kleinen Reinigung kann sie sich besser auf einen neuen Tagesrhythmus einstellen.

Den Morgen kann sie mit einem Glas warmem Wasser beginnen; wenn sie mag, kann sie einen Spritzer Limone hineingeben. Es folgen ein gemütlicher Spaziergang von einer halben Stunde und danach die Wechselatmung unter einem Baum oder in ihrem Wintergarten. Die langsam ausgeführte Wechselatmung hilft ihr, sich emotional auszugleichen, danach kann *Sitali*, die kühlende Atmung, folgen. Wenn sie es zeitlich noch schafft, kann sie ein wenig in diesem entspannten Zustand verweilen, die Augen noch etwas geschlossen halten und die Gedanken vorbeiziehen lassen. Nach der Meditation kann sie sich mit Rosen- oder *Pitta*-Öl einölen. Es folgt eine warme, nicht zu heiße Dusche. Es bekommt ihr besser, wenn sie kühlende Stoffe wie Seide und Leinen im Sommer trägt, im Winter nur leichte Woll-Seidengemische. Das Frühstück kann aus frischem Obstsalat im Sommer und im Winter aus Amaranth-Getreidebrei bestehen. Als Getränk eignet sich *Pitta*-Tee, der kühlt angenehm.

Medizinisch rate ich ihr dreimal am Tag zu jeweils zwei *Shatavari*-Tabletten, die ihr Luft- und ihr Feuerelement ausgleichen und natürliches Östrogen enthalten. Für ihr mentales Gleichgewicht empfehle ich ihr zweimal täglich zwei Tabletten *Memorax*, das wird ihre Nerven stärken und sie gleichzeitig kühl und konzentriert werden lassen. Gegen die Hitzewallungen, das übermäßige Schwitzen und die Blähungen hat sich Kamdudha bewährt, dreimal eine Tablette täglich. Am Abend folgt der *Triphala*-Tee, den sie sich aus einem gestrichenen Teelöffel Triphala bereitet.

Nach diesem bekömmlichen Frühstück wird ihr am Mittag ein Salat ohne Körnerbrötchen (da sie blähen) genügen, die Oliven sollte sie für die nächsten Wochen weglassen. Anstelle von Salat kann sie sich auch eine Gemüsesuppe zubereiten. Nach dem Essen nimmt sie ihre Medikamente ein.

Ich schlage ihr vor, ein paar Kurse zu belegen, um ihrer inneren Veränderung mehr Raum zu gewähren. Es kommen für Anna ein Malkurs und ein Bauchtanzkurs in Frage. Das wollte sie schon immer mal machen. Wir treffen uns einmal die Woche, um über ihre inneren Veränderungen zu sprechen. Es fällt ihr zunächst schwer herauszufinden, was sie mag, sie war ja immer nur für ihre Familie da. Sie beginnt die Kurse mit schlechtem Gewissen. Sollte sie sich nicht mehr um ihren Haushalt kümmern, für ihren Sohn da sein und sich um die Nöte ihrer Mitmenschen kümmern? In der Zwischenzeit bleibt zu Hause einiges liegen. Der Sohn ist immer unterwegs und das Haus nicht mehr so aufgeräumt, wie es einmal war.

Das Abendessen bleibt der gemeinsame Treffpunkt. Anna kocht für sich ayurvedisch, mit indischen Gewürzen und oft ohne Fleisch. Basmatireis gibt es fast täglich und viele verschiedene Gemüse. Die Cremesuppen bereitet sie sich aus selbstgekochtem Gemüse zu, welches sie püriert, darauf gibt sie einen Klecks Sojacreme. Alles ist leicht verdaulich und sehr bekömmlich. Die Männer bekommen Nachtisch, sie lässt ihn in den nächsten Wochen weg, das „Hüftgold" soll weniger werden. Abends trinkt sie tapfer den bitteren *Triphala*-Tee.

In den nächsten Wochen muss der ganze Haushalt umorganisiert werden, der Sohn muss mit anpacken und auch ihr Mann. Anna ist jetzt öfter nicht da, besucht ihre Kurse, geht schon mal durch die Fußgängerzone bummeln oder einfach nur im Park spazieren. Die Umstellung fällt nicht leicht, da sie ihre Familie immer verwöhnt hat. Wir vereinbaren einen Termin zu einem Partnergespräch mit ihrem Mann Heinz. Anna erklärt ihrem Mann, dass sie mehr Raum benötigt, um für sich herauszufinden, was ihr im Leben fehlt, was ihr jetzt wichtig ist, nach jahrelangem Mutter- und Ehefrau-Dasein und nachdem sie ihr Leben nach den Familienmitgliedern ausgerichtet hat. Ihr Mann ist erstaunt, denn er hatte nicht gemerkt, dass etwas mit seiner Frau nicht stimmte. Es war doch alles in Ordnung und er sei doch auch der Gleiche geblieben. Sie könne doch nicht so plötzlich ihre Arbeit als Mutter und Hausfrau aufkündigen. Anna weint und erwidert, dass sie doch einfach nur mal sie selber sein wolle, ohne ständig für jeden verantwortlich sein zu müssen. Die Großen würden auch noch ständig etwas von ihr wollen und ihr Mann würde sich, statt zu helfen oder teilzunehmen, hinter seiner Arbeit verstecken. Er könnte sich ruhig etwas mehr um seine Familie kümmern und etwas weniger um seine Arbeit. Beim ersten Gespräch kann Anna kaum mit dem Weinen aufhören, ihr kommt alles sinnlos vor, ihr Mann habe kein Verständnis, sie müsse während des gesamten gemeinsamen Lebens hinten anstehen. Außerdem nehme er sie nicht wahr und wertschätze ihre Arbeit nicht. Er sei nur auf seine Ordnung bedacht, sie selbst sei dabei völlige Nebensache. Anna wollte und konnte so nicht mehr weiterleben, ihr Leben hatte keinerlei Inhalt. Sie hatte gerade mit zwei Kursen angefangen, die ihr wirklich Freude bereiteten, und schon versuche ihr Mann, sie daran zu hindern. Heinz erklärte, dass er wirklich nichts gegen ihre Kurse hatte und dass er ihre Malkunst schätze, doch sie könne sich doch nicht plötzlich wie ein Single aufführen, schließlich habe auch sie ihre Verpflichtungen. Er könne ja auch nicht von heute auf morgen nicht mehr zur Arbeit gehen. Es dauerte eine Weile, bis sich beide darauf verständigen konnten, dass es gut ist, wenn Anna etwas Zeit für die Entdeckung ihrer Wünsche aufbringt und ihr Mann während dieser Zeit des Wechsels gemeinsam mit seinem Sohn für mehr Ordnung im Haus sorgt. Anna werde im Gegenzug weiterhin für das gemeinsame Abendessen sorgen und tagsüber ihre Kurse besuchen.

Nach und nach fand die Familie zu einem neuen Rhythmus, es gab noch einige Gespräche zur Klärung der Positionen und verschiedenen Verantwortungsbereiche. Anna schaffte es schließlich, ihren Wechsel mit Hilfe ihrer Familie zu vollziehen. Sie baute sogar einen morgendlichen Yoga-Kurs in ihr Tagesprogramm ein und schaffte es, einige ihrer Nachbarinnen zum Yoga zu motivieren. Eine Putzhilfe gab ihr den für sie in dieser Phase notwen-

> Sie hatte vier Kilo abgenommen und fühlte sich innerlich ausgeglichener.

digen Freiraum. Nach und nach legten sich ihre Wechseljahresbeschwerden, die Nächte wurden ruhiger, das Schwitzen weniger und sie fühlte sich beweglicher als vorher. Ihre Gelenkprobleme waren wie weggeblasen, ihre Haare wieder kräftiger. Ihr Mann schien sie auch mehr wahrzunehmen, sie hatte vier Kilo abgenommen und fühlte sich innerlich ausgeglichener.

3.6 Beispiel 6: Bluthochdruck, Übergewicht, erhöhte Blutfette und Altersdiabetes (Paul, 62 Jahre)

Paul gehört zu der Sorte Menschen, die keiner Fliege etwas zuleide tun, und es jedem recht machen wollen. Sie möchten keinem weh tun und haben viel Verständnis für ihre Mitmenschen. Paul wiegt etliches zu viel, sein Bauchumfang ist übermäßig groß: Er kann im Stehen seine Zehen nicht mehr sehen. Er weiß, dass er übergewichtig ist, das war schon immer so. Er war und ist mit Leib und Seele Koch und muss schon von Berufs wegen die Speisen, die er kocht, auch probieren. Aufgrund des Schichtdienstes isst er während der Arbeit nur eine Kleinigkeit zwischendurch und seine Frau kocht etwas, wenn er nach Hause kommt. Er bringt bei seinen 175 cm Körpergröße 109 kg auf die Waage. Vor zwölf Jahren wurde bei ihm Bluthochdruck festgestellt, der seitdem behandelt wird. Gegen gegen seine erhöhten Blutfettwerte nimmt er Medikamente ein. Er bekommt nur schwer Luft, kann nur schlecht gehen, seine Knie schmerzen, er hatte bereits drei Bandscheibenvorfälle im Lendenwirbelbereich, die zweimal konservativ und einmal operativ behandelt wurden. Hier war sicherlich auch sein starkes Übergewicht mitbeteiligt. Jetzt soll er neue Kniegelenke bekommen, die Arthrose schreitet in beiden Knien fort. Sein Herz ist auch nicht das Beste, es wurde Arteriosklerose diagnostiziert. Zudem wurden präventiv und vorsichtshalber drei Gefäßstützen eingesetzt, damit die Herzkranzgefäße sich nicht komplett verschließen. Vor zwei Jahren wurde Altersdiabetes festgestellt, dieser wird zur Zeit noch mit Tabletten – ohne Insulingabe – behandelt. Paul wirkt im Gesicht fahl, hat blasse, bläuliche Lippen und muss wahrend seiner Schilderungen immer wieder anhalten, um Luft zu holen. Das Reden strengt ihn sichtlich an. Beim Sitzen hält er ein Bein gestreckt, er versucht aufrecht zu sitzen, sein Bauch behindert ihn beim Sitzen stark. Er sagt, dass sich seine Frau über sein nächtliches Schnarchen beschwert. Paul ist unglücklich und sieht keinen Ausweg mehr. Er fehlt auch sehr oft bei der Arbeit, weil er ständig wegen seiner Beschwerden zum Arzt

muss oder direkt ins Krankenhaus, wo ihm vor Kurzem wieder der Blutdruck eingestellt wurde.
Bei der körperlichen Untersuchung wurde neben den geschilderten Symptomen zusätzlich eine Einschränkung der Lungenkapazität festgestellt. Sein Blutdruck war während der Untersuchung 140/95, seine beiden Knie waren bewegungseingeschränkt, eine Vorwärtsbeuge konnte er schon wegen des erheblichen Bauchumfanges nicht machen. Obwohl er entwässernde Mittel nahm, hatte Paul Wassereinlagerungen an den Knöcheln zu beklagen, sein Stuhlgang war regelmäßig und täglich - nachts musste er öfters Wasser lassen. Paul wirkte in seinem Körper gefangen, seine Augen bewegten sich ängstlich und nervös hin und her.

Heilung für Paul mit New Age Ayurveda

Die Stärken von Ayurveda bestehen vor allem in der Prävention von Erkrankungen und in der Gesunderhaltung. Doch auch Patienten mit multiplen Krankheitsbildern finden Hilfe. Viele Patienten sind mit unserer westlichen Medizin unzufrieden und wissen keinen Ausweg mehr für sich, oder sie hoffen auf ergän-

Grüner Tee mit Ingwer & Zitrone

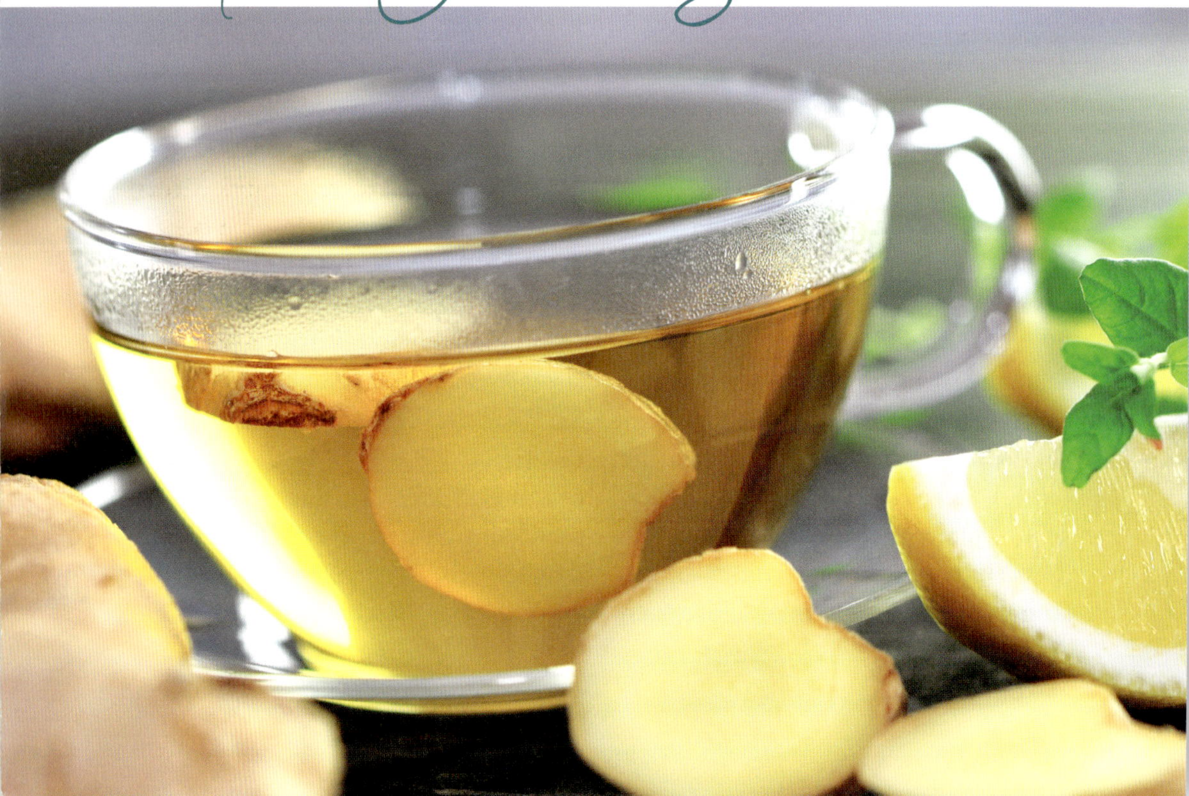

zende Möglichkeiten im Ayurveda. Der Alltag ist besonders hektisch und ungnädig geworden. Menschen wie Paul, die sich eigentlich auf eine neue Lebensphase vorbereiten wollen, geraten unter dem täglichen Druck letztendlich in eine Depression, aus der sie ohne Hilfe nicht mehr herauskommen können.

Paul hat einen gewaltigen *Kapha*-Überschuss, d. h. zu viel vom Wasserelement (Wassereinlagerungen und Übergewicht), zu viel vom Luftelement (Ängste und depressive Verstimmung) und zu wenig Feuerelement (Lebensenergie, Stoffwechsel). Er hat eine *Kapha-Pitta*-Konstitution und hatte sich im Laufe des Lebens „Glücksgefühle" durch emotionales Essen angewöhnt, vor allem wenn die Arbeit besonders stressig war.

Paul möchte abnehmen, weiß aber nicht wie. Was kann Ayurveda für ihn tun? Ich empfehle ihm morgens nach dem Aufstehen ein Glas heißes Ingwerwasser mit einem Spritzer Limone zu trinken. Dazu soll er zwei Tabletten *Trikatu* einnehmen. *Trikatu* hilft, das Verdauungsfeuer anzufachen, den Stoffwechsel anzuregen und die Reinigung und Entgiftung des Systems zu unterstützen. Danach soll er *Kapalabati*, die Feueratmung machen. Er mag das nicht so recht glauben bzw. für „gut befinden". Beim Üben in der Praxis bewegt sich sein Bauch zunächst gar nicht. Er hat kein Gefühl mehr für seinen Bauch, weiß nicht wie er ihn einziehen oder herausstrecken soll. Beim kräftigen Ausatmen durch die Nase soll Paul den Bauch ganz einziehen, beim Loslassen des Bauches holt sich der Körper die Luft, die er braucht, ohne sein Zutun. Danach erfolgt erneut kräftiges Ausatmen durch die Nase. Das Ganze ist in flottem Rhythmus zunächst nur zehnmal hintereinander zu wiederholen. Paul versucht es und nimmt sich vor, zu Hause weiter zu üben. Danach folgt für ihn ein Gerstenbrei-Frühstück mit Chili-Honig und dazu eine Tasse grüner Tee mit einer Scheibe frischer Ingwerwurzel.

Ich empfehle ihm nach dem Frühstück vier Teelöffel *Punarnavarishta* in gleicher Menge Wasser, um die Leber zu entgiften und um das überschüssige Wasser in seinem Körper zu regulieren, im Weiteren drei Tabletten *Triphala Guggulu* als Fatburner. Damit seine Ängste ihn loslassen, rate ich ihm nach weiteren zehn Tagen zusätzlich zwei Tabletten *Ashwaghanda* einzunehmen. Auf der Arbeit kann er sich immer mal wieder ein Schlückchen vom *Kapha*-Tee genehmigen. Zu viel trinken soll er aber nicht, denn er leidet ja bereits unter seinem erhöhten Wasserelement und sollte nicht noch mehr Flüssigkeit einlagern.

Um das emotionale Zwischendurch-Essen zu regulieren, sollte Paul an Ort und Stelle immer mal wieder tief in seinen Bauch atmen. Flaches Atmen ist möglichst zu vermeiden, um mehr Gefühl für seinen Bauch zu entwickeln. Er kann dazu entweder am Herd stehen bleiben, kurz innehalten und versuchen, seinen Bauch durch vertiefte Atmung zu spüren oder aber auch kurz nach draußen gehen, um frische Luft in seinen Bauch zu atmen. Kaffee ist während der nächsten Wochen tabu, das macht ihn nur noch hungriger und treibt auch seinen Blutdruck in die Höhe. Paul berichtet, wie schwer es ist, nicht ständig etwas zu essen. Er bemerkt, wie er immer etwas Essbares in seinen Mund schieben möchte, nicht nur um das Essen abzuschmecken. Paul bringt sich seine entschlackende Kitchari-Mahlzeit in einem Warmhaltegeschirr zur Arbeit. Es ist besser für ihn, wenn er alle fünf Stunden etwas Warmes isst. Er würzt nur noch mit schwarzem Salz, Kala Namak. Kala Namak ist viel bekömmlicher für ihn und treibt auch den Blutdruck nicht so nach oben wie das normale Kochsalz. Als Gewürze sind für ihn auch frischer Ingwer, Gelbwurz, schwarze Senfsamen, Cumin, Hing, etwas schwarzer Pfeffer und eine Prise Chili erlaubt, um sein Verdauungsfeuer und somit auch den Stoffwechsel anzuregen. Mittags nimmt er nur zwei Tabletten *Triphala Guggulu*, ein.

Dem unbeweglichen Paul fallen die ersten Tage sehr schwer: Essens- und Bewegungsdisziplin hatte er noch nie, und jetzt soll er sich auch noch zwingen, ein paar Schritte nach der Arbeit zu gehen. Ihm schmerzen die Knie, der Rücken tut weh und er ist kurzatmig. Er findet aber Unterstützung bei seiner Frau. Er muss zunächst immer wieder anhalten, weil er nicht genug Luft bekommt. Aus anfänglichen 20 Schritten wird mit der Zeit eine halbe Stunde Nordic Walking. Die Stöcke geben ihm Sicherheit beim Gehen.

Wenn er abends frei hat, bereitet ihm seine Frau ein Gemüsegericht zu, z. B. auf Wasserdampf gegarte Bohnen mit Karotten und Roter Bete oder auf dem Backblech in Alufolie gegrilltes gemischtes Gemüse. Dazu isst er Hirse, Quinoa oder Basmatireis. Ab und zu gibt es mageres weißes Fleisch oder Fisch dazu. Fetthaltige Nahrungsmittel wie Sahnesoßen, Butter usw. muss er zunächst weglassen, auch die Käse- und Wurstbrote. Dafür gibt es immer mal wieder eine scharfe Dalsuppe zum Gemüse. Nach dem Essen nimmt er wie am Morgen vier Teelöffel *Punarnavarishta* zwei Tabletten *Triphala Guggulu* und zwei Tabletten *Ashwaghanda* ein. Paul spürt, dass ihm die Disziplin zwar schwer fällt, aber seinem Körper gut tut. Nach dem Abendessen geht es noch eine Runde um den Häuserblock. Vor dem Schlafengehen trinkt er *Triphala*-Tee, der schmeckt ihm gar nicht. Wir wechseln im Verlauf der Behandlung den Tee in Tabletten um, er nimmt dann drei Tabletten *Triphala* vor dem Schlafengehen ein.

Nach drei Wochen hat Paul fünf Kilo Gewicht abgenommen, er fragt, wann er wieder normal essen kann. Ich erwidere, dass er die Disziplin seinem Körper zuliebe noch beibehalten sollte und dass es in seinem Aufgabenbereich liege, für sich zu sorgen. Niemand sonst könne ihm dabei helfen. Das *Kitchari* würde er gerne nicht mehr essen, ich rate ihm, es mit etwas Gemüse anzureichern und weiter als Mahlzeit während der Arbeit zu essen. Die Speisen im Restaurant wirken nicht so entschlackend. Jetzt fehlen ihm plötzlich die Süßigkeiten, er würde am liebsten Törtchen essen, obwohl er die nie mochte. Wir nehmen die Körpersignale ernst und ändern die Medikation.

Paul nimmt nach drei Wochen noch morgens eine Tablette *Trikatu*, dreimal am Tag zwei Tabletten *Arogyawardini*, dreimal am Tag zwei *Neem* Tabletten zur Blutzuckerregulierung, weiterhin dreimal am Tag zwei Tabletten *Triphala Guggulu*, morgens und abends je eine Tablette *Ashwaghanda* und nach den Mahlzeiten jeweils zwei Tabletten *Chitrakadi Bati* ein. Abends vor dem Schlafengehen nimmt er weiterhin drei *Triphala* Tabletten. Die Kombination bekommt ihm sehr gut. Die Knie schmerzen ihn weniger, was ein Nebeneffekt von *Triphala Guggulu* sein könnte, er nimmt auch weiterhin gut ab. Der Blutdruck ist bereits stark gesunken, weshalb wir die Menge seiner blutdrucksenkenden Medikamente nach Überprüfung der Werte und Rücksprache mit seinem Arzt halbiert haben. Er bekommt etwas besser Luft. Die morgendliche Atmung strengt ihn zwar auch nach fünf Wochen noch sehr an, auch wenn er den Bauch schon besser einziehen kann. Seine Zehen sieht er allerdings immer noch nicht. Ich zeige ihm weitere Yogaübungen, die er allesamt gut auf dem Stuhl machen kann. Ich möchte bei ihm die Beweglichkeit der Wirbelsäule verbessern. Zu Bodenübungen für den Rücken werden wir nach ca. zwei Monaten übergehen. Das Training und die ayurvedische Lebensweise sind für Paul immer noch gewöhnungsbedürftig, aber er genießt die Erfolge: Inzwischen hat er einen guten Appetit und vor allem ein Gefühl dafür, was Hunger und was Sattsein bedeuten. Drei Monate nach Behandlungsbeginn wiegt Paul nur noch 92 kg. Wir wagen es, die blutfettsenkenden Mittel wegzulassen, da er ja ständig *Triphala Guggulu*, das hilft, den Fettstoffwechsel zu regulieren, eingenommen hat. Außerdem

Nach drei Wochen hat Paul fünf Kilo Gewicht abgenommen, er fragt, wann er wieder normal essen kann. Ich erwidere, dass er die Disziplin seinem Körper zuliebe noch beibehalten sollte und dass es in seinem Aufgabenbereich liege, für sich zu sorgen. Niemand sonst könne ihm dabei helfen.

hält er seine fettarme Diät strikt ein. Sein Blutzucker hat sich auch normalisiert, er braucht nur noch eine Tablette seines konventionellen Insulin-Medikaments. Da Paul jetzt eine Vorwärtsbeuge machen kann, zeige ich ihm noch weitere, vertiefende Yogaübungen. Das Nordic Walking klappt auch schon viel besser, seine Knie sind mobiler geworden und die Atmung verbessert sich ebenfalls zusehends. Er spricht jetzt schon, ohne zum Atmen innehalten zu müssen. Das Kitchari ersetzt er durch scharfe Dalsuppe oder pürrierte, herzhaft gewürzte Gemüsesuppen, dazu gibt es mitunter auch mal einen Chapati (indisches Fladenbrot).

Zehn Monate nach Behandlungsbeginn wiegt Paul nur noch 85 kg, die Feueratmung am Morgen hat ihm nicht nur zur Stoffwechselaktivierung, sondern auch zu einer fast straffen Bauchdecke verholfen. Sein Doppelkinn ist verschwunden, die Knie sehen normal aus, sein Rücken ist durch das Yoga viel beweglicher geworden, sein Blutdruck hat sich auch ohne Medikamente stabilisiert, er braucht kein Antidiabetika mehr einzunehmen, der Cholesterinwert ist noch leicht erhöht, der Blutfettwert hat sich normalisiert. Sein Teint sieht frisch aus, die Lippen rosa. Mir sitzt ein völlig neuer Mensch mit viel Lebensfreude gegenüber. Während der lange andauernden Behandlung kam Paul alle zwei bis drei Wochen in die Sprechstunde. Wir haben daran gearbeitet, dass er es aus eigener Kraft schaffen kann, dass sein Leben wieder lebenswert wird, dass ihm Freude am Leben zusteht. Es gab natürlich auch Rückschläge wie Heißhungerattacken in der Nacht, doch nach und nach konnte er auch die überwinden. Den täglichen Verlockungen möchte er auch weiterhin widerstehen. Ich wünsche Paul viel Kraft und Durchhaltevermögen für eine gesunde Zukunft.

Yoga

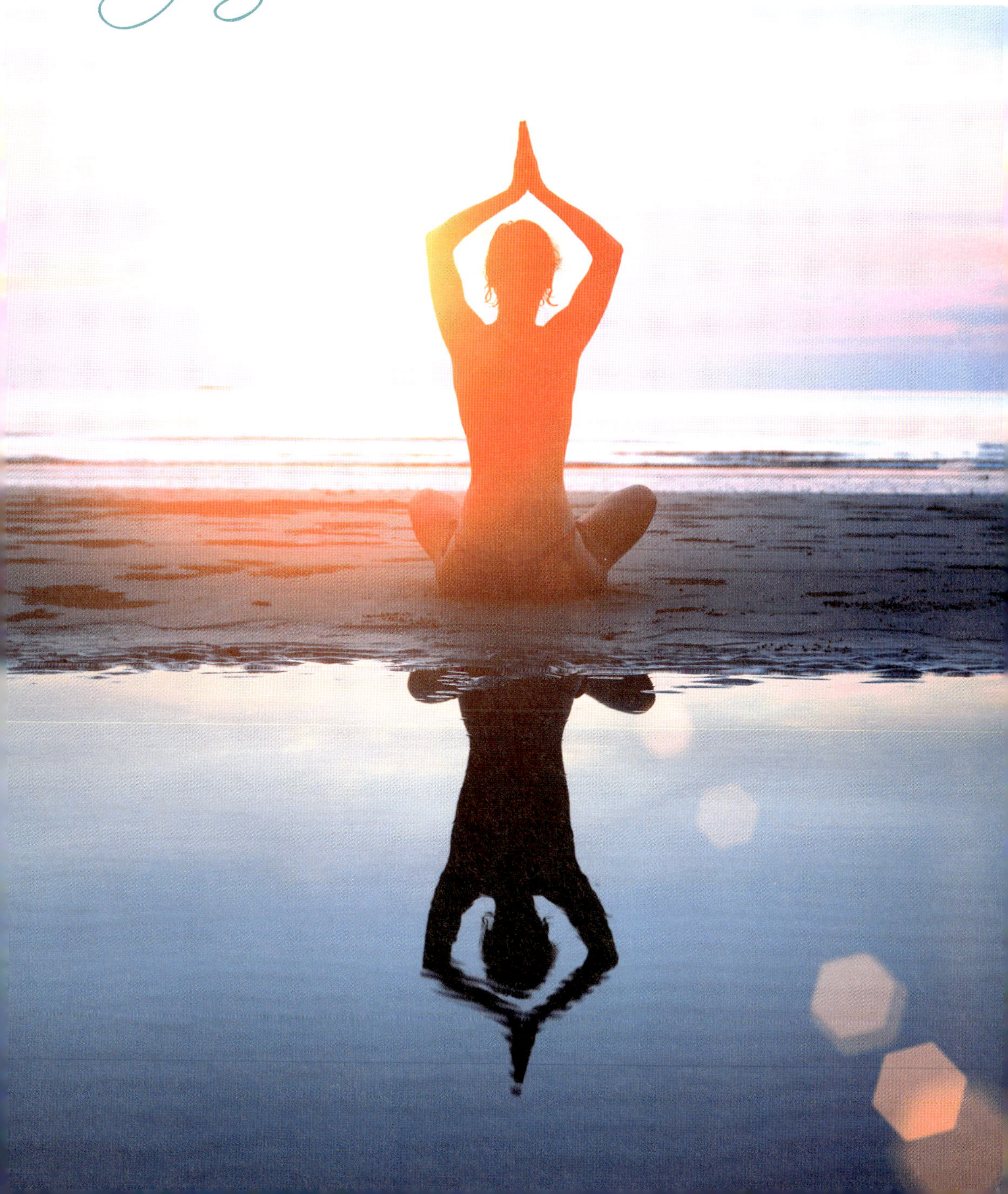

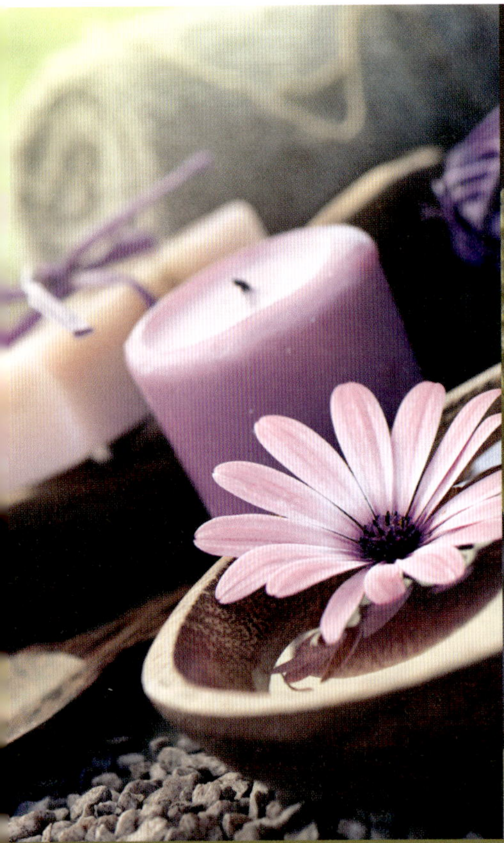
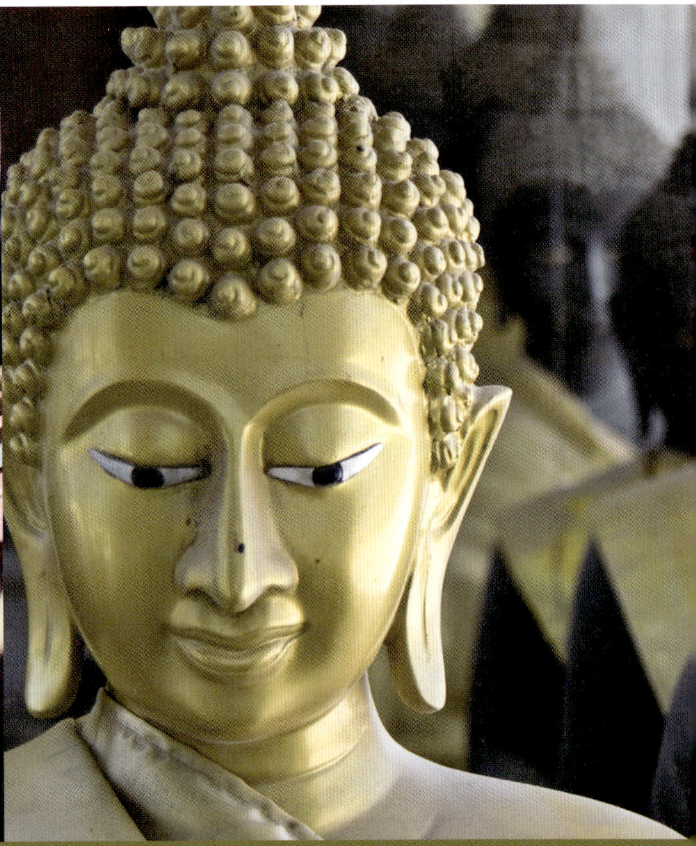

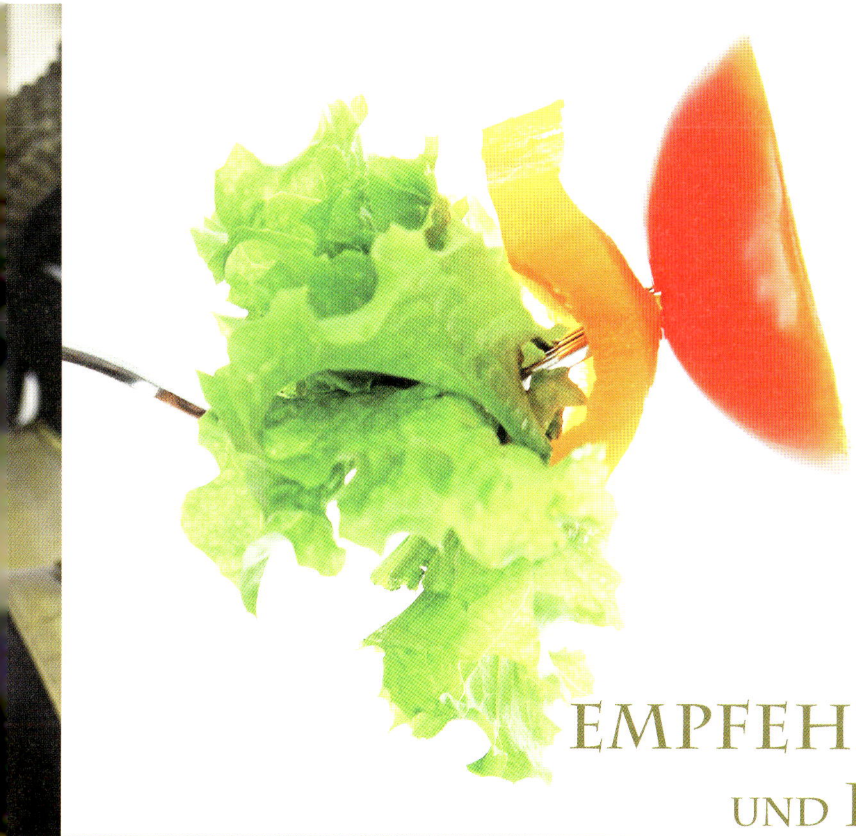

EMPFEHLUNGEN UND HINWEISE ZUM SCHLUSS

KAPITEL 3

AUSBLICK INS NEW AGE AYURVEDA

AUSBLICK INS NEW AGE AYURVEDA

Sie werden so manches in diesem Buch gelesen haben, das Ihnen bekannt vorkommt oder das Sie schon einmal irgendwo in einem anderen Zusammenhang gehört haben. Vielleicht haben Sie sich auch zu Anfang nicht so sehr für Ayurveda interessiert. Dennoch hat Sie der Ayurveda fasziniert. Es ist kaum zu glauben, dass eine 5 000 Jahre alte Wissenschaft uns Menschen des Wassermann-Zeitalters[3] etwas zu bieten hat. Diesen Lebensstil, der sich auf den modernen Tagesablauf übertragen lässt, mit seinen leicht zu integrierenden Übungen, Ernährungstipps und dem Verständnis für die mannigfachen Probleme unserer heutigen Zeit, nenne ich New Age Ayurveda. New Age Ayurveda zeigt uns, wie wir das alte Wissen in unsere Gegenwart transportieren können, ohne seine Flügel stutzen zu müssen. Im Gegenteil – auch New Age Ayurveda entwickelt seine Kraft erst wirklich im freien, schwingenden Flug.

Ayurveda behält seine Gültigkeit über alle Zeiten hinweg, es stärkt unsere Individualität und unser Bedürfnis nach Selbstfindung. Ob wir nun in altbewährten oder neuartigen Lebensformen existieren – Ayurveda ist wertfrei. Es kommt darin vor allem auf entspanntes, angstfreies Dasein an und auf Beziehungen, die sich gegenseitig befruchten und unser Selbst widerspiegeln. New Age Ayurveda unterstützt und harmonisiert unsere schon vorhandene Grundkonstitution (und natürlich die Genesung bei zeitweiligen Irritationen) – das ist das eigentliche „Geheimnis". Ayurveda hilft uns, uns besser zu verstehen, ohne jegliche Gleichmacherei und, was noch besser ist, wir lernen auch mehr Verständnis für die Andersartigkeit unserer Mitmenschen aufzubringen. Wir haben gehört, dass jede Konstitution ihre Vor- und Nachteile hat, dass der eine auf Veränderungen des täglichen Lebens schneller reagieren kann als der andere. Aber das bedeutet nicht, dass er lediglich aufgrund seines anderen Strickmusters „gegen" uns ist.

Ayurveda öffnet unser Herz und unseren Geist und zeigt uns, wie wir in spirituellem Einklang mit uns selbst leben können, ohne dass wir einer bestimmten Religion zugehörig sind. Das ist wohltuend und fördert den Frieden. Ayurveda diskriminiert keine Rasse, alle

---

3 Das Wassermann-Zeitalter ist in der Astrologie oder Esoterik ein Zeitraum von 2 150 Jahren, der durch den Durchzug des Frühlingspunktes durch das Sternbild Wassermann definiert wird. Die Erde hat gerade die Übergangsphase vom Fische-Zeitalter in das Wassermann-Zeitalter passiert. Mit der sogenannten „Zeitwende" sind wir am 21.12.2012 endgültig in das Wassermann-Zeitalter übergangen. Das Zeitalter des Wassermanns verspricht eine Ära des Nonkonformismus und des Individualismus. Prägende Eigenschaften sind in diesem Zeitalter Toleranz, Offenheit, Weltbürgertum. Teamgeist und der neue Zeitgeist werden Wissenschaft und Forschung innovativ fördern und eine weltweite Vernetzung der Menschheit nach vorne treiben. Es birgt das Potential, die Probleme der Menschheit weltweit gemeinsam lösen zu können.

Ausblicke

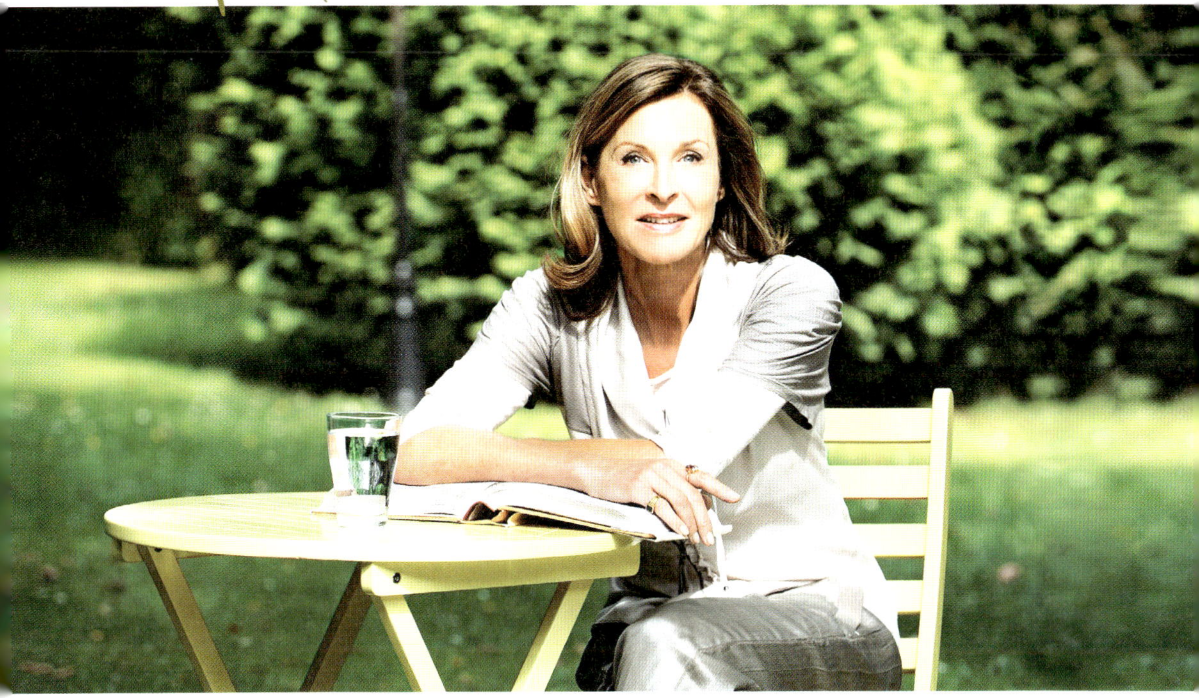

können friedlich miteinander leben, jeder hat die Verantwortung für seine eigenen Disharmonien bzw. das Erlernen und Finden des eigenen Lebensglucks. Es wird nicht von anderen erwartet, diese Aufgabe zu übernehmen. Ayurveda ist kein „strafendes System" und arbeitet und funktioniert ohne Schuldzuweisungen. So betrachtet, könnte man Ayurveda als eine Art Friedensboten bezeichnen, den wir in turbulenten Zeiten mehr als dringend benötigen. Herrscht nicht in vielen Teilen unserer Welt zu viel Egoismus vor? Will nicht jedes Land immer noch größeres wirtschaftliches Wachstum erreichen? Strebt heutzutage nicht der Großteil der Menschen in erster Linie nach Macht und Ansehen?

Die Philosophie des Ayurveda lässt uns das Wesentliche des Lebens mit frischen, unschuldigen Augen erkennen, die Glücksmomente in den Kleinigkeiten des Alltags erleben und lehrt uns, dass wir nicht der Verstand sind. Es lehrt die Existenz einer „übergeordneten" Instanz, eines in uns befindlichen Beobachters, der weder mit unserem Körper noch mit unserem Verstand gleichgesetzt ist und dementsprechend auch nach dem Verlassen unseres Körpers weiterleben wird. Dieser Beobachter überlebt unseren Körper.

Ayurveda geht davon aus, dass die Wege zum Glück reichhaltig sind. Deshalb bietet diese Lehre jedem von uns seinen persönlichen Weg an. Die Aufgaben, die es dabei zu erfüllen gibt, stärken unsere Lebensfreude und mindern sie nicht. Wir werden fühlen, dass wir uns auf dem für uns vorgesehenen Weg befinden, wenn sich unser Leben über eine längere Zeit immer leichter anmutet. Wenn wir uns immer öfter und zunehmend zufrieden und glücklich fühlen. Vermissen wir diese Empfindungen, hilft eine ayurvedische Entschlackungskur, damit sich unsere Sinne wieder schärfen, unsere Intuition zurückkehren kann und wir erneut den für uns vorgesehenen Weg erkennen und beschreiten können.

Dieses Buch, lieber Leser, soll nur ein kleiner Vorgeschmack der unzähligen, tiefgreifenden und individuellen Möglichkeiten der Weisheit des New Age Ayurveda sein. Sozusagen ein köstliches „hors d'hoeuvre", das einen anregenden und schmackhaften Nachgeschmack auf Ihrem interessierten Gourmetgaumen hinterlässt. Und natürlich Appetit auf die Hauptspeise und den Nachtisch machen soll! Dieses Buch läd dazu ein, die Fülle des Konzeptes, der Idee und der jahrtausendealten Lehre in aller Ruhe, Bewusstheit und Zeit genießen zu können. Sollte dies der Fall sein, möchte ich Ihnen an dieser Stelle die beiden vertiefenden Folgewerke empfehlen, die sicherlich auch die eine oder andere Frage bezüglich der verschiedenen Anwendungen, Übungen und Rezepte des New Age Ayurveda zu beantworten vermögen.

Band 2: NEW AGE AYURVEDA MEIN HANDBUCH

Das Handbuch *„New Age Ayurveda – Mein Handbuch"* ist ein Nachschlagewerk für den täglichen Gebrauch. Eine Einführung (Teil I „Basiswissen") vermittelt zunächst viel Wissenswertes und Grundlagen über die Sicht- und Denkweise des Ayurveda. Bei den Grundlagen nehme ich Sie bei der Hand und erkläre Ihnen in vielen praktischen Beispielen die Welt des Ayurveda: angefangen von der Bedeutung einer gut funktionierenden Verdauungskraft, über die Wirkung der sechs Geschmacksrichtungen und ihre Auswirkungen auf unser Verdauungssystem bis hin zur vollständigen Ausscheidung von Partikeln, die der Körper nicht mehr braucht. Sie finden Lesenswertes über die ayurvedische Physiologie, wie z. B. der Aufbau der Gewebe durch die verschiedenen kleinen und großen Kanäle im Körper stattfindet. Sie erfahren etwas darüber, wie unser Immunsystem funktioniert, wie Autoimmunerkrankungen entstehen und wie sehr unsere Nahrung auch unsere Geisteshaltung beeinflussen kann. Sie werden dadurch in die Lage versetzt, Ihren Körper und seine Signale besser zu verstehen, zu lesen, um schließlich eine Krankheit bereits im Frühstadium abwenden zu können. Hilfreiche Tipps für den Alltag bietet das Kapitel über den ayurvedischen Lebensstil und die Veränderung unserer Verhaltensweisen im Wechsel der Jahreszeiten. Nützliche Kleinigkeiten, wie die für Sie richtige Ernährung und die Einbindung von Meditation, Yoga und Sport in den Alltag werden hier angeführt. Sie können während des Lesens viel über die physiologischen Abläufe in Ihrem Körper entdecken und Sie erfahren ebenso die Grundbegriffe des ayurvedischen Kochens sowie den Sinn von Yoga und Meditation als Ihre ständigen Lebensbegleiter.

Teil II des Handbuches („Ayurveda in allen Lebensphasen"), ist ganz auf die praktische Anwendung ausgelegt. Eingeteilt nach Lebensphasen – vom Kindergartenalter über die Pubertät, die jungen Jahre, die verschiedenen Erfahrungen des Erwachsenenlebens bis zum Alter - können Sie aktuell aufkommende Fragen nachschlagen und finden jederzeit Antwort. In jedem Abschnitt unseres Lebens müssen wir uns mit bestimmten, jeweils alterstypischen Themen auseinandersetzen. Da wir uns in den ersten 18 Jahren unseres Lebens am stärksten verändern, habe ich diese Phase des Lebens in fünf Unterabschnitte aufgeteilt. Vom spielerischen Yoga für die Kleinen bis hin zur problematischen Teenagerzeit werden alle Themen von der notwendigen Ernährung, Behandlung von Erkrankungen, Sorgenphasen und kritischen Momenten bis zum Yoga und der Meditation behandelt.

Den Studenten ist ein eigener Abschnitt gewidmet, denn ihr Lebensrhythmus unterscheidet sich schon sehr von dem junger Menschen, die sich direkt für eine Berufstätigkeit entschieden haben. Das ist auch heute nach der Umstellung auf Bachelor- und Masterstudiengänge der Fall, die deutlich strukturierter sind als die Studiengänge der früheren Jahrzehnte. Sie gleichen aber eben auch jenen Ausbildungsformen, die junge Erwachsene heute außerhalb der Universitäten absolvieren.

Wie wir alle wissen, bringt uns das Reisen manchmal ganz schön aus unserer Mitte, deshalb finden Sie einen weiteren Abschnitt für Vielreisende und auch zur Urlaubsvorbereitung, von der Reinigung des Hotelzimmers, über nützliche Gewürze für unterwegs, der Zusammenstellung einer ayurvedischen Reiseapotheke bis hin zu Yogaübungen während Flug- und Autoreisen.

Für alle Leser, mittleren Alters, dürfte der darauf folgende Abschnitt von besonderem Interesse sein. Hier erfahren Sie, wie die geplagten Männer der in der Menopause befindlichen Frauen diese Zeit unbeschadet überstehen und auch wie die Frauen die Zeit ihrer in der „Midlife Crises“ befindlichen Männer relativ entspannt mitbegleiten können. Sie finden Tipps und Tricks, damit Sie diese Phase Ihres Lebens zu Ihren Gunsten nutzen können, außerdem Vorschläge zu einer Turbo-Entgiftung über das Wochenende und einer Tiefenentschlackung für Ihren Körper, um eine Verjüngung für sich zu erzielen. Alle Abschnitte enthalten Rezepte für ayurvedische Behandlungsmöglichkeiten.

Die Rentner unter Ihnen, die noch viel vom Leben erwarten, finden im Kapitel „66 plus“ Anregungen und Lebenstipps zu einem glücklichen, gesunden und langen Leben. Dort gibt es Vorschläge, wie Sie den Altersproblemen mit ayurvedischen Rezepturen Paroli bieten können, welche Yogaübungen Sie als Anfänger oder Fortgeschrittener noch wagen können und falls Sie sich körperlich nicht mehr ganz so fit fühlen, welche einfachen Meditationen Ihnen das Leben versüßen helfen.

Die Empfehlung zu einem geregelten Tagesablauf, das *Dinacharya*, zieht sich als roter Faden durch alle Altersstufen. *Dinacharya* erinnert uns daran, wie wir mit uns umgehen können, ohne uns zu verbiegen oder verbiegen zu lassen, bzw. ohne uns ein Zuviel an Disziplin aberlangen zu müssen. Schließlich, und das wollen wir nicht vergessen, dreht es sich im. Es geht im Ayurveda um Lebensfreude und den bewussten Genuss unseres Dasein.

Band 3: NEW AGE AYURVEDA
MEIN KOCHBUCH

Alle Gerichte, die ich Ihnen im Handbuch vorschlage, finden Sie im Kochbuch. Die Rezeptnummern im Handbuch verweisen jeweils auf die Rezepte im Kochbuch. Alle Rezepte können so einfach nachgeschlagen und wiedergefunden werden.

Das Kochbuch enthält 152 ayurvedische Rezepte zum Nachkochen. Vom leckeren Frühstück für alle Konstitutionstypen, über mediterrane und asiatische Mittags- und Abendgerichte. Natürlich nicht zu vergessen: die unglaublich leckeren Desserts, wie z. B. ayurvedisches Tiramisu, Date Khir (Dattel-Walnuss-Creme) oder die leckeren Kuchen wie z. B. Schokoladen-Karottenkuchen und Nigel's Apple Crumble. Sie finden Teerezepte, Chutney-Rezepte, feinste Salatsoßen und viele schmackhafte und schnelle Suppen. Pfeile zeigen Ihnen an, ob das Gericht für *Vata, Pitta, Kapha* oder Mischtypen verträglich ist.

Ich wünsche Ihnen viel Spaß beim Ausprobieren der einfachen, schnell zuzubereitenden und leckeren ayurvedischen Gerichte, die einen wesentlichen Teil der ayurvedischen Gesundheits- und Präventionsmaßnahmen ausmachen.

Rezepte

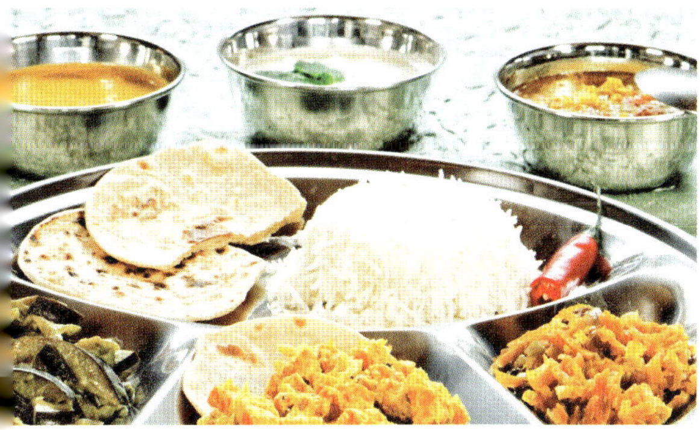

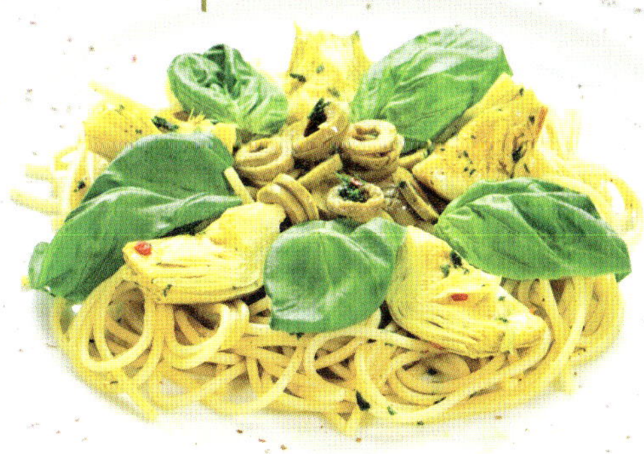

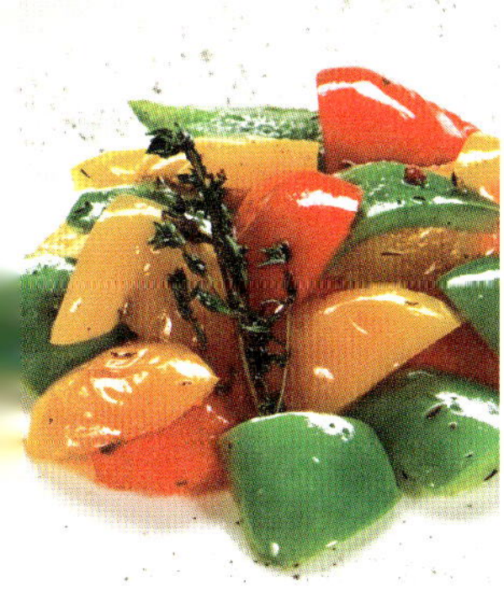

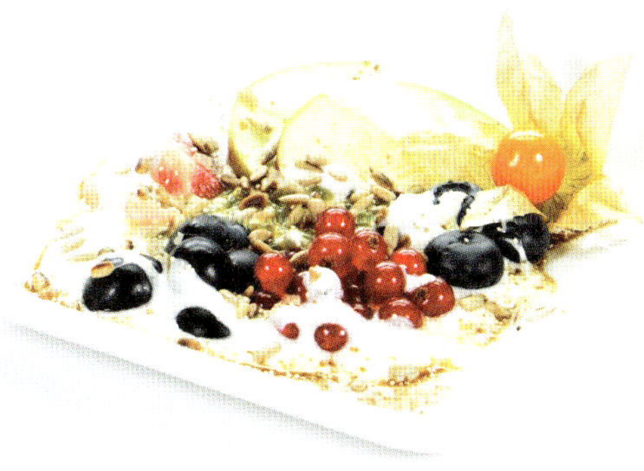

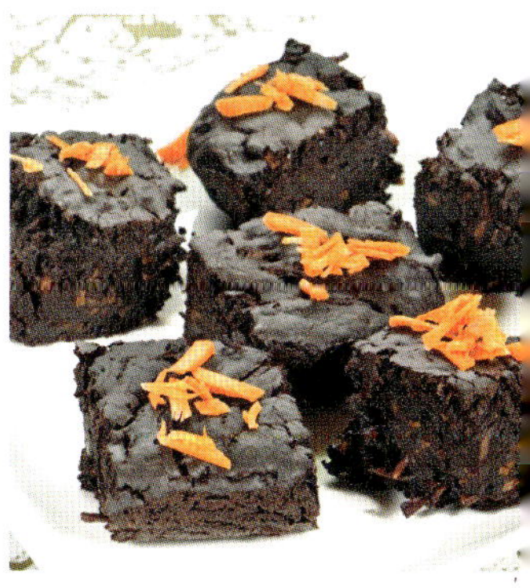

Ernährungstabelle für Vata-, Pitta- und Kapha-Konstitution

Diät	Vata	Pitta	Kapha
Obst	süßes und reifes Obst: Ananas, Äpfel, Aprikosen, Avocados, Bananen, Feigen, Grapefruit, Kirschen, Kokosnuss, Mango, Nektarinen, Orangen, Papaya, Pfirsiche, Pflaumen, süße Melonen, Trauben, Waldbeeren	süßes Obst: Äpfel, Avocado, Birnen, Feigen, Granatapfel, Mango, Melone süß, Orange süß, Pflaumen, Süßkirschen, Trauben	Äpfel, Aprikosen, Birnen, Feigen, Guavas, Kirschen, Mango, Pfirsiche, Pflaumen
Gemüse	Erbsen, grüne Bohnen, Gurken, Karotten, Kartoffeln, Knoblauch (nur gedünstet), Kresse, Radieschen, Rote Bete, Sellerie, Spargel, Spinat, Tomaten in Maßen, Zucchini, Zwiebeln (nur gedünstet)	süß und bitter: Blumenkohl, Brokkoli, Chicoree, Erbsen, grüne Bohnen, Kartoffeln, Okra, Petersilie, Pilze, Rosenkohl, Rotkohl, Salat, Sellerie, Spargel, Weißkohl, Zucchini	scharf und bitter: Auberginen, Blumenkohl, Fenchel, Kartoffeln, Knoblauch, Okra, Petersilie, Pilze, Rettich, Rosenkohl, Rote Bete, Rotkohl, Schnittlauch, Sellerie, Spargel, Spinat, Weißkohl, Zwiebeln
Getreide	Hafer, Reis, Weizen	Basmatireis, Bulgur, Hafer (gekocht), Quinoa, Weizen	Basmatireis (kleine Mengen), Buchweizen, Gerste, Hafer, Hirse, Mais, Roggen
Nahrung tierischen Ursprungs	Eier gebraten, Fisch, Huhn, Pute, Rind, Rührei	möglichst meiden; wenn, dann nur weißes Fleisch, Hase, Hummer	Hase, Huhn, Hummer, Pute, Rührei
Hülsenfrüchte	Kichererbsen, Linsen rot, Mungbohnen	Erbsen frisch, grüne Bohnen, Kichererbsen, Mungbohnen, Sojaprodukte	alle Hülsenfrüchte, Sojaprodukte nur in geringen Mengen

Diät	Vata	Pitta	Kapha
Trockenobst	alles, nur in kleinen Mengen	zu vermeiden	absolut vermeiden
Süßstoffe	Jaggery[4], Natursüße, Rohrohrzucker braun	Honig (nicht älter als sechs Monate), Rohrohrzucker	Naturhonig
Gewürze	alle Gewürze, nur geringe Mengen Cayennepfeffer	nur minimal würzen, außer: Fenchel, Kardamom, Koriander, Kurkuma, schwarzer Pfeffer (wenig)	alle Gewürze, auch Cayennepfeffer
Milchprodukte	Butter frisch, Ghi (geklärte Butter), Milch mit Gewürzen, frische Butter, Quark, Reismilch, Sojamilch	Ghi, Butter, Milch, Quark, Reismilch, Sojamilch	Milch nur mit Gewürzen und fettarm, Ziegenkäse, Ziegenmilch
Öle	alle biologischen Öle, besonders Leinöl	Kokosnussöl, Olivenöl, Sonnenblumenöl, besonders Leinöl	Kein Öl, außer: Mais- sowie Sonnenblumenöl und besonders Leinöl – immer in geringen Mengen

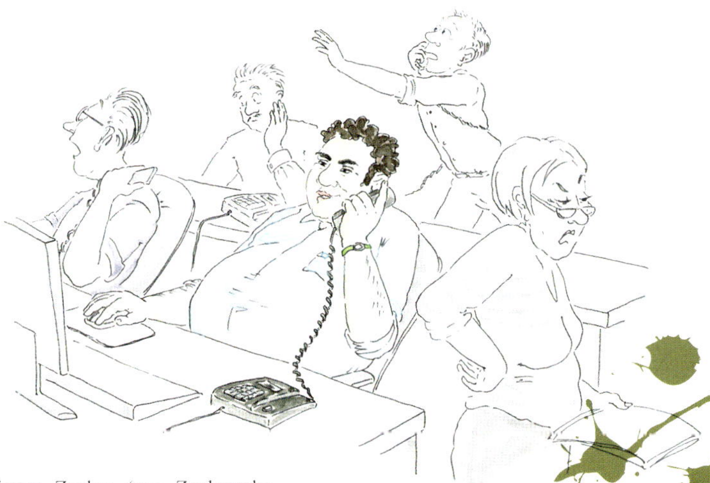

4 Traditionell unraffinierter Zucker (aus Zuckerrohr oder Dattelpalme), der in ganz Asien genutzt wird.

Der Sonnengruß

Um den ganzen Körper mit Energie aufzuladen, kann jetzt der Sonnengruß gemacht werden, der vom *Vata*-Typ aber eher sanft geübt werden sollte.

In der Grundstellung sind die Füße geschlossen.

1. Mit dem Ausatmen werden die Hände vor der Brust zusammengeführt, in eine sogenannte Gebetshaltung.

2. Mit dem Einatmen werden die Arme nach oben ausgestreckt und leicht geöffnet.

3. Beim Ausatmen wird der Oberkörper nach unten gebeugt, die Beine bleiben gestreckt, die Hände werden neben den Füßen aufgesetzt. Wer es nicht bis zum Boden schafft, kann die Knie dazu auch leicht anwinkeln.

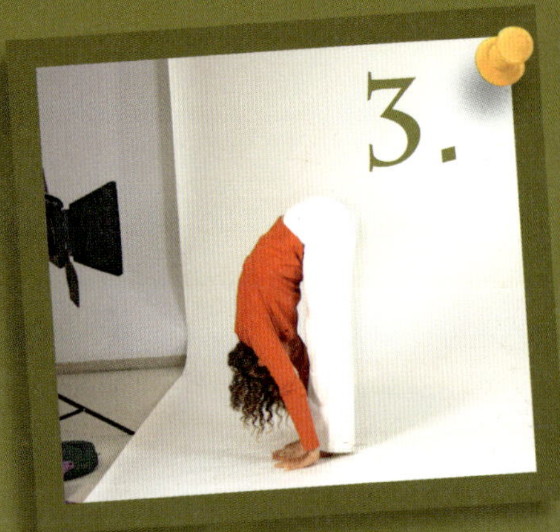

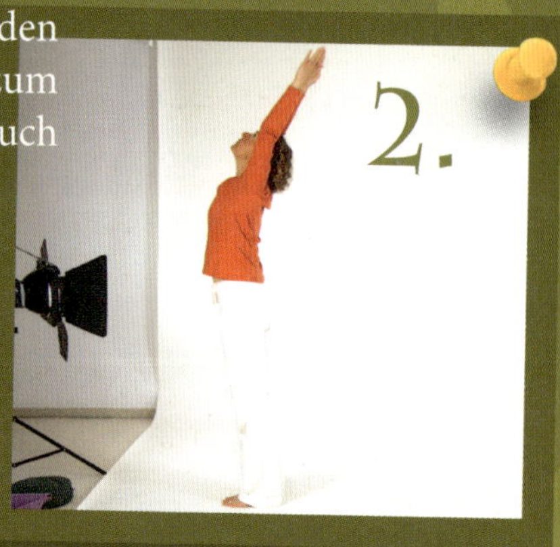

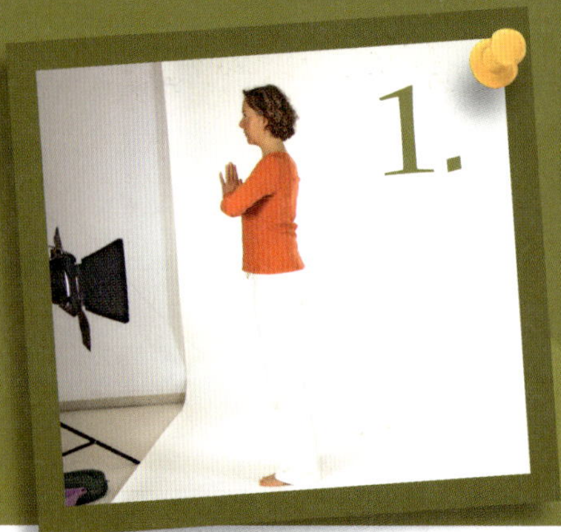

4. Beim nächsten Einatmen das rechte Bein weit nach hinten bringen, in die sogenannte Sprinterstellung. Der Kopf schaut dabei nach vorne.

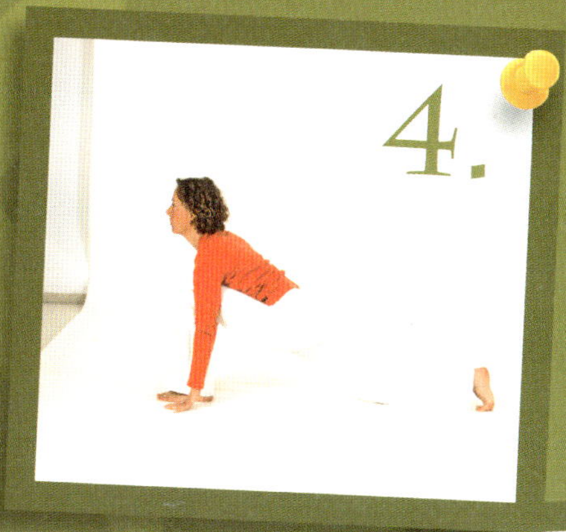

5. Die Luft kurz anhalten, während das linke Bein auch nach hinten gebracht wird, um in eine gerade Liegestützhaltung zu kommen.

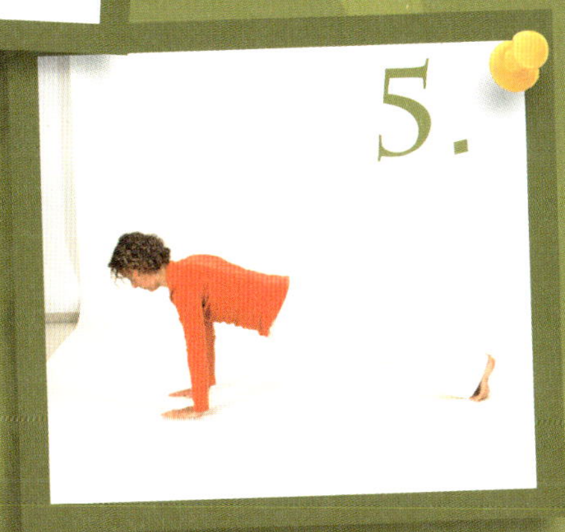

6. Beim Ausatmen erst die Knie und dann Brust und Stirn auf den Boden aufsetzen. Das Gesäß ist leicht nach oben gehoben.

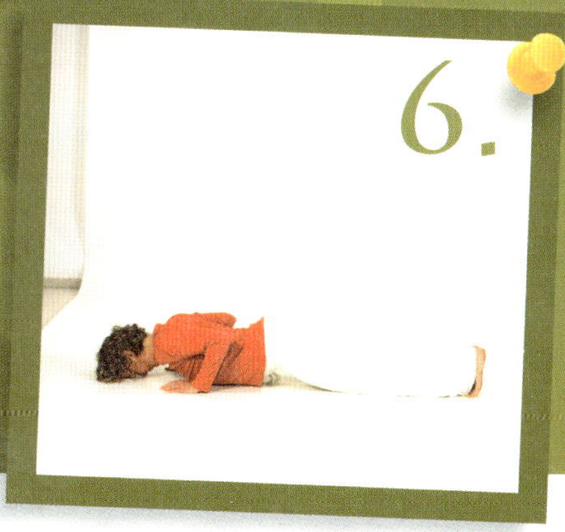

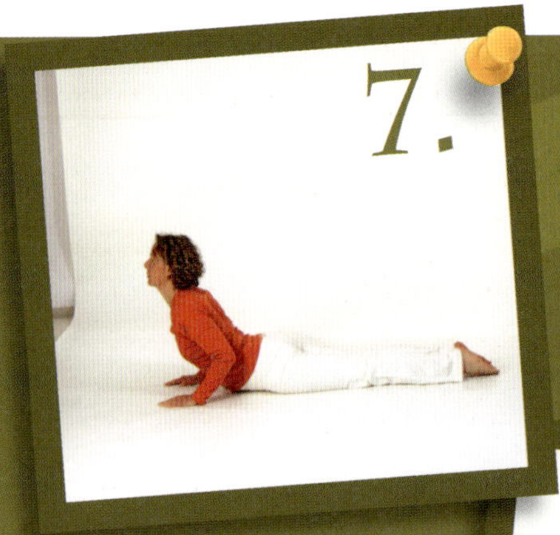

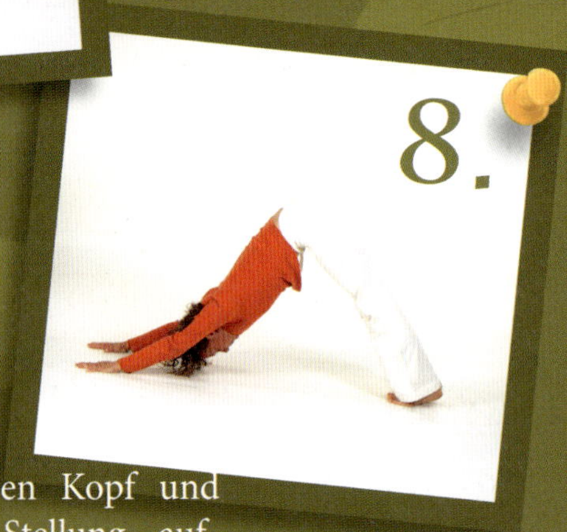

7. Danach einatmen, den Kopf und Oberkörper zur Kobra-Stellung aufrichten. Die Hände liegen unterhalb der Schulter, die Ellenbogen sind dicht am Körper.

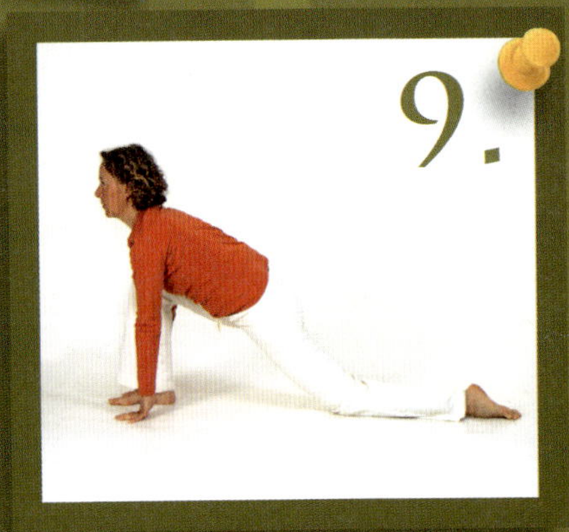

8. Beim nächsten Ausatmen das Gesäß nach oben zur Stellung des Hundes strecken. Die Fersen werden in Richtung Boden gedrückt. Der Rücken sollte gerade sein.

9. Beim Einatmen das rechte Bein wieder nach vorne zwischen die Hände zur Sprinterstellung bringen. Das vordere Bein sollte in einem rechten Winkel aufgestellt sein .

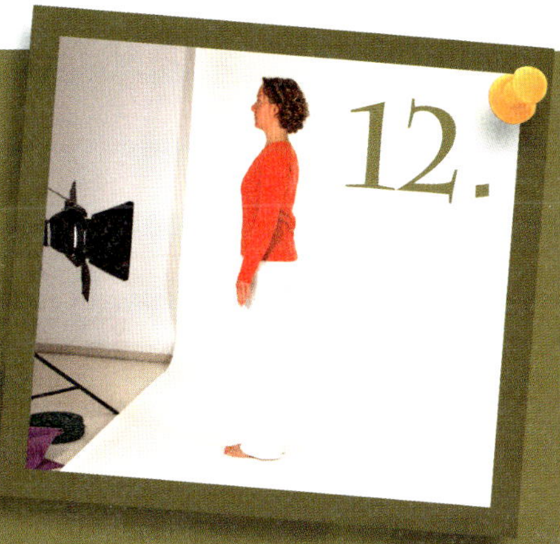

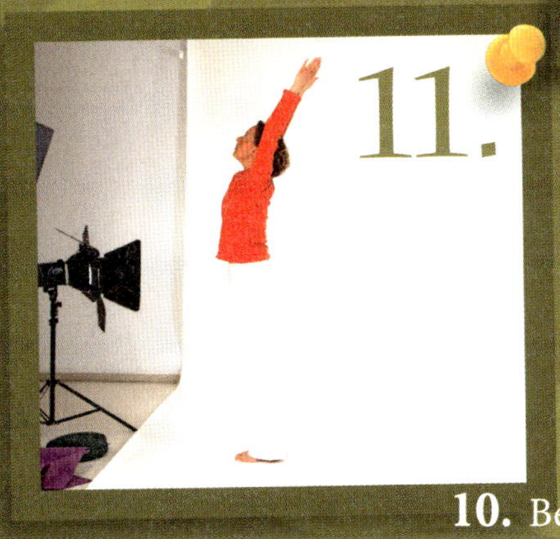

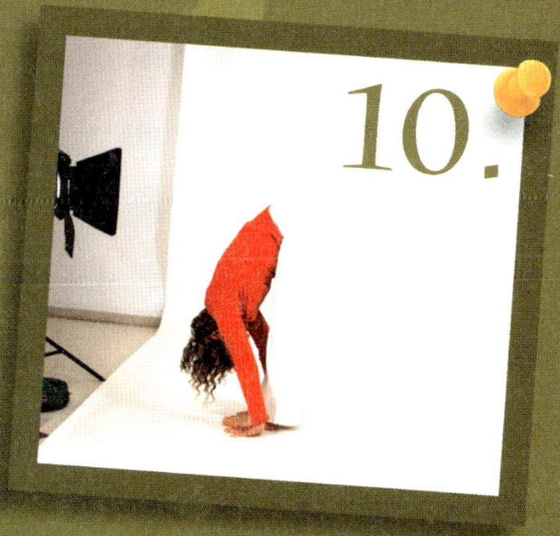

10. Beim Ausatmen das linke Bein dazustellen und den Oberkörper entspannt hängen lassen.

11. Danach wieder entspannt einatmen, den Oberkörper und die Arme gerade nach oben führen und ausstrecken.

12. Mit der Ausatmung die Arme nach unten senken in die Ausgangsstellung.

Bei der nächsten Runde wird nun unter Punkt **4** das linke Bein nach hinten gegeben und unter Punkt **9** wieder nach vorne gebracht.

Der Sonnengruß kann so oft wiederholt werden wie es Ihnen gefällt und so lange Sie sich dafür Zeit nehmen wollen.

Rezepte

ZUTATEN FÜR 4 PERSONEN:

300 g Mung Dal
(halbierte Mungbohnen)

300 g Basmatireis

1 mittelgroße Karotte

1 mittelgroße Zucchini

4 EL Kokosflocken

3 EL Ghi *(wer abnehmen möchte, nur 1 EL Ghi, für Veganer gerne 2 - 3 EL Oliven- oder Rapsöl (Leinöl sollte nicht erhitzt werden)*

Ingwerwurzel

2 - 3 Pfefferkörner

2 Lorbeerblätter

5 grüne Kardamom-Kapseln

1 Nelke

2 Stück Zimtrinde

2 TL Koriander gemahlen

1 TL Kurkuma

1 Bund frischer Koriander

Steinsalz

Limettensaft

V↑ P↓ K=

Tridoshic Kitchari mit Gemüse

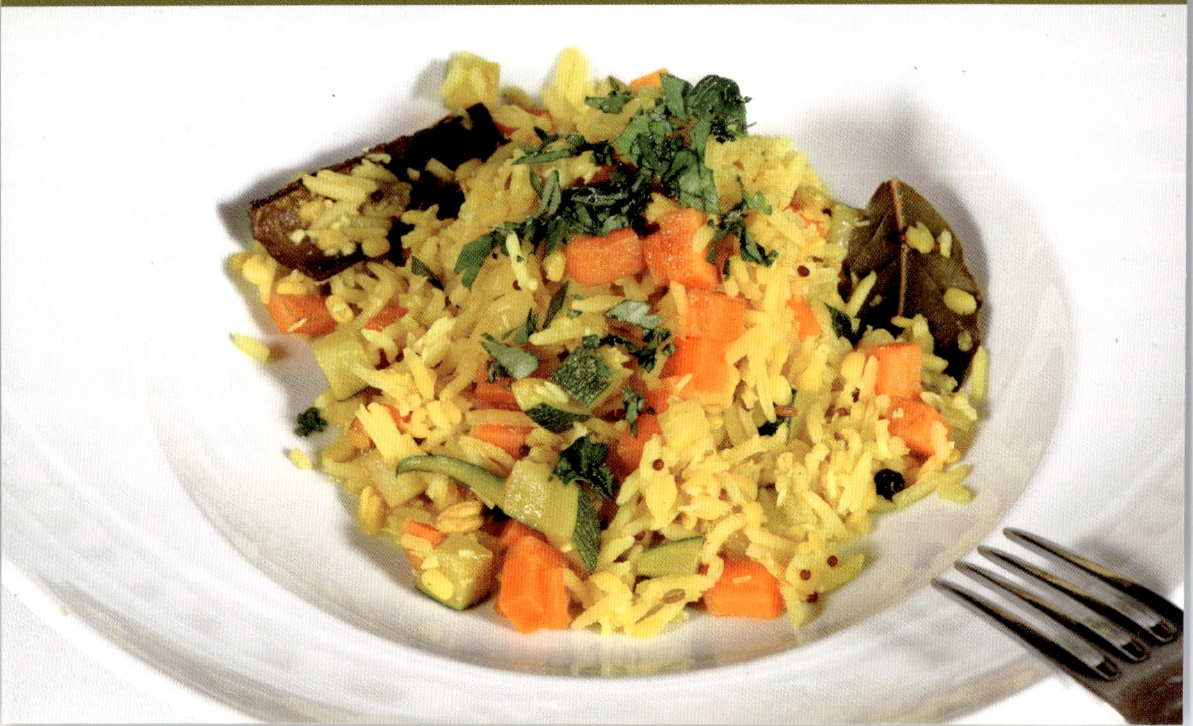

Tipp von
Harsha Gramminger

ZUBEREITUNG:

- Karotte schälen und mit den Zucchini in feine Würfel schneiden.
- Mung Dal und Basmatireis waschen.
- In einem Topf etwas Ghi erhitzen und Lorbeerblätter, Ingwerwurzel, Nelken, Zimtrinde, schwarzen Pfeffer und Kadamom-Kapseln bei schwacher Hitze glasig anschwitzen.
- Kokosflocken, Kurkuma und Koriander dazugeben und umrühren.
- Mung Dal und Basmatireis in den Topf beifügen und mit ca. 3 Liter Wasser für 5 Minuten bei starker Hitze kochen lassen.
- Hitze reduzieren, Möhren und Zucchini dazugeben und bei kleiner Hitze ca. 20 Minuten köcheln lassen.
- Den Topf vom Herd nehmen und noch etwas ziehen lassen. Nicht umrühren.
- Vor dem Servieren umrühren und die festen Bestandteile der Gewürze entfernen.
- Mit Steinsalz abschmecken, Limettensaft überträufeln und mit Koriander garnieren.

REZEPTUREN

Traditioneller Name der Rezeptur	Zutaten in Anlehnung an geltendes EU-Recht	Darreichungsform
Arogyawardini	Picrorrhiza kurrooa, Eclipta alba, Terminalia chebula, Terminalia belerica, Phyllanthus emblica, Plumbago zeylanica, Ingwer	Tabletten
Arvindasava	Kardamom. Edelweintraube, Rubia cordifolia, Kurkuma, Cyperus rotundus, Jaggery (Rohzucker), Woodfordia fruticosa in wässeriger Lösung	Asava, Kräutersaft (ohne Alkohol)
Ashwaghanda	Winterkirsche	Tabletten
Ashwaghanda Bio Fruchtpaste	Winterkirsche, Honig, Zucker, Hemidesmus indicus, Kreutzkümmel, Wasser, Ghi, Trauben, Kardamom, Süßholz	Bio-Fruchtpaste
Ashwaghandarishta	Winterkirsche, langer Pfeffer, schwarzer Pfeffer, Ingwer, Faberwurzel, Kurkuma, weißes Sandelholz, Cyperus scariosus, Terminalia chebula, Berberitze, Süßholz, Mesua ferrea, Jaggery (Rohzucker), Woodfordia fruticosa in wässeriger Lösung enthält 8 - 12% Alkohol aus eigener Fermentation	Arishta/ Asava (Kräuterwein)
Ayucid	Phyllanthus emblica, Süßholz	Tabletten
Brahmi Bati	Bacopa monniera	Tabletten
Brahmi Ghritam	Ghi (geklärte Butter), Herpestis Monniera, Convolvulus mycrophylus, Saussurea Lappa, Evolvulus Alsinoides	Tabletten
Brahmi Rasayana	Brahmi (Bacopa monnieri) juice, Jaggery, Ghi, and Honey	Bio-Fruchtpaste
Brahmi Tailam	Sesam, Herpestis monniera	Öl
Brahmi-Amla-Öl	Sesam, Herpestis monniera, Phyllanthus emblica	Öl
Chandanbala Laxadi Öl (Pitta-Öl)	Sesam, Sandelholz, Agar, Kokosnuss, Winterkirsche, Picrorrhiza kurroa, Clematide, Bombax malabaricum, Zimt, Kardamom, Kurkuma	Öl
Chyavanprash spezial	Phyllanthus emblica, Mirabolanum, Piper longum, Tinospora cordifolia, Aegle marmelos, Mesua ferrea, Eugenia cariophyllata, Zimt, Cyperus rotundus, Kurkuma, Santalum album (Sandelholz), Bacopa monnieri, Cyperus scariosus, Convolvulus pluricaulis, Süßholz, Embelia ribes, Kardamom, Safran, Jaggery (Rohzucker), Ghi (geklärte Butter)	Fruchtpaste
Chitrakadi Bati	Plumbago zeylanica, langer Pfeffer, Ingwer, schwarzer Pfeffer, Asafötida, Liebstöckel, Kurkuma	Tabletten
Dashmoolarishta	Aegle marmelos, Gmelina arborea, Tribulus terrestris, Stereo spermum terragonum, Oloxylum indicum, Solanum indicum, Desmodium giangeticum, Pseudoarthi visicida, Jaggery (Rohzucker), in wässriger Lösung enthält 8 - 12% Alkohol aus eigener Fermentation	Arishta/ Asava (Kräuterwein)
Kapha-Öl duftend	Sesam, Boerhaavia diffusa, Mirabolanum, Sausseria lappa, Plumbago zeylanica, Zimt	Öl
Kapha-Tee	Süßholz, Ocimum sanctum, Adhota vasica, Ingwer, Amomum subulatum	Tee
Kumari Asava	Aloe indica, Mesua ferrea, Mirabolanum, Cyperus scariosus, Ingwer, schwarzer Pfeffer, langer Pfeffer, Boerhaavia diffusa, Plumbago zeylanica, Gewürznelke, Zimt, Kardamon, Saindapus officinalis, Wacholder, Koriander, Jaggery (Rohzucker), Honig, Woodfordia fruticosa in wässriger Lösung enthält 6 - 10% Alkohol aus eigener Fermentation	Arishta/ Asava (Kräuterwein)

Traditioneller Name der Rezeptur	Zutaten in Anlehnung an geltendes EU-Recht	Darreichungsform
Mahanarayan-Öl (Vata-Öl)	Sesam, Asparagus racemosus, Baldrian, Acacia catechu, Boerhaavia diffusa, Sida cordifolia, Solanum indicum, Aegle marmelos, Safran	Öl
Mahatriphala Ghritam	Ghi (geklärte Butter), Eclipta alba, Terminalia belerica, Terminalia chebula, Phyllanthus emblica, Asparagus racemosus, Tinospora cordifolia, Nymphaea lotus und Ziegenmilch	Ghi
Memorax	Winterkirsche, Bacopa monniera, Convolvulus mycrophylus, Muskatnuss, Süßholz	Tabletten
Neem	Melia Azadirachta	Tabletten
Neem-Öl	Sesamöl, Melia azadirachta	Öl
Panchatiktaghrit Guggulu Ghi	Ghrit, Melia azadirachta, Tinaspora cordifolia, Adhatoda vasica, Trichosanthes dioica, Solanum xanthocarpum, Cissampelos pareira, Embelia ribes, Cedrus deodar, Scindapsus officinalis, Hordeum vulgare, Ingwer, Kurkuma, Piper chaba, Saussurea lappa, Zanthoxylum aromaticum, Schwarzer Pfeffer, Holoreana antidisinterica, Liebstöckel, Plumbago zeylanica, Picrorrhiza kurroa, Semecarpus anacardium, Acorus calamus, Pluchea lanceolata, Rubia cordifolia, Balsamodendrum mukul	Ghi
Pitta-Öl duftend	Sonnenblumenöl, Tinospora cordifolia, Phyllanthus emblica, Agar, Kardamom, Kurkuma	Öl
Pitta-Tee	Pterocharpus santalinus, Veteveria zizanioides, Terminalia arjuna, Ingwer	Tee
Punarnavarishta	Boerhaavia diffusa, Sida acuta, Adhatoda vasica, Tinospora cordifolia, Plumbago zeylanica, schwarzer Pfeffer, Jaggery (Rohzucker), in wässriger Lösung enthält 8 - 12% Alkohol aus eigener Fermentation	Arishta/ Asava (Kräuterwein)
Punarnawadi Tailam (Kapha-Öl)	Sesam, Boerhaavia diffusa, Mirabolanum, Sausseria lappa, Plumbago zeylanica, Zimt	Öl
Saraswatarishta	Herpestis monniera, Asparagus racemosus, Terminalia chebula, Winterkirsche, Embelia ribes, Kardamom, Jaggery (Rohzucker), Woodfordia Fruticosa in wässeriger Lösung, enthält 8 - 12% Alkohol aus eigener Fermentation	Arishta/ Asava (Kräuterwein)
Saraswatarishta mit Gold	Wasser, Rohrohrzucker, Herpestis monniera, Woodfordia fruticosa, Asparagus racemosus, Pueraria tuberosa, Vetiveria zizanoiloides, Vitex nigundo, Poerculina turpethum, Ingwer, Terminalia chebula, Winterkirsche, Kardamom, Swarna bhasma, etnhält 8-12 % Alkohol aus eigener Fermentation	Arishta/ Asava (Kräuterwein)
Shatavari	Asparagus racemosus	Tabletten
Shatavari Rasayana Bio-Fruchtpaste	Jaggery, Asparagus racemosus, Ghi, Zingiber officinalis, Bambusa bambus, Curculigo orchiodes, Cissampelos pareria, Tribulus terrestris, Phyllanthus niruri, Pueraria tuberosa, Piper longum, Jaggery, Glycyrrhiza glabra, Bambusa bambus	Bio-Fruchtpaste
Sitopaladi	Trikatu, Kardamom, Zimt, Vamsha locana	Gewürzpulver
Surakta	Hemidesmuswurzel, Rhabarber, Terminalia chebula, Cassia occidentalis, Cassia fistulata, Andrographis paniculata, Tinospora cordifolia, Smilax chinensis, Speranthus indica , Acacia catechu, Pterocarpus santalinus, Jaggery (Rohzucker) in wässriger Lösung	Kräutersaft (ohne Alkohol)

Traditioneller Name der Rezeptur	Zutaten in Anlehnung an geltendes EU-Recht	Darreichungsform
Tridoshic-Öl	Sesam, Hedychium spicatum, Withania somnifera, Acorus calamus, Cyperus rotundus, Hemidesmus indica, Emblica officinalis, Embelia ribes, Cedrus deodora, Terminalia chebula, Andropogan muricatum, Berberis aristata, Kurkuma u.a.	Öl
Trikatu	Ingwer, langer Pfeffer, schwarzer Pfeffer	Tabletten
Triphala	Terminalia chebula, Terminalia belerica, Phyllanthus emblica	Tabletten
Triphala Guggulu	Terminalia chebula, Terminalia belerica, Phyllanthus emblica, Balsamodendrum mukul, langer Pfeffer	Tabletten
Vata-Öl duftend	Sesamöl, Asparagus racemosus, Vanda roxburghi, Winterkirsche, Aquilaria agallocha, Nardostachys jatamansi, Microstylis museifera, Litsea polyantha, Polygonatum cirrhifolium, Lilium polyphyllum, Crocus sativus	Öl
Vata-Tee	Cedrus deodara, Sida cordifolia, Trachyspermum ammi, Nardostachys jatamansi, Syzygium aromaticum	Tee

Die Produkte sollten nach Möglichkeit biologische und/oder auf Reinheit geprüfte Rohstoffe enthalten, in einer GMP zertifizierten europäischen Produktionsstätte gefertigt werden und regelmäßig nach Schadstoffen in einem anerkannten Prüfungslabor untersucht werden.

BEZUGSQUELLEN

Sie finden die im Buch erwähnten Produkte bei folgenden Quellen:

Naturhaus im Narayana Verlag
Blumenplatz 2, 79400 Kandern
Tel. +49 (0) 7626 - 974970-0
Fax +49 (0) 7626 - 974970-9
www.narayana-verlag.de (Rubrik **Naturhaus**/Ayurvedische Produkte)

Euroved Bv
Paddegat 2, NL-2771WG Boskoop
Tel. +49 (0) 2652 - 52 77 56
Fax +49 (0) 2652 - 52 77 63
www.euroved.com

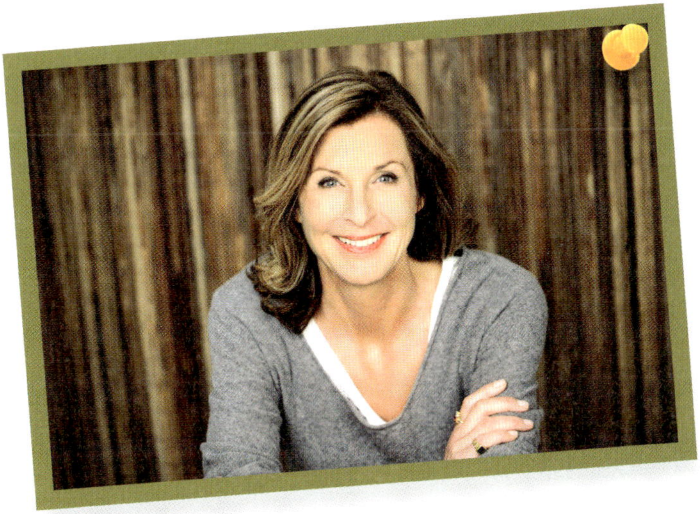

ÜBER DIE AUTORIN

Dr. Harsha Gramminger, geb. 1952, ist Schulmedizinerin und praktizierende Ayurveda-Ärztin in Bell/Eifel.
Ihre intensive Lehrzeit absolvierte sie bei Pratibh Debnath, Professor am Ayurvedic Roy State College, Kolkata/Indien und bei Dr. Vasant Lad in Indien. Weitere Ausbildungen u.a. in Meditationstechniken folgten von 1987 bis 1990 in Pune/Indien und bei Dr. Italo Bongiovanni sowie Dr. Guiseppe Lorini in Italien.
Derart umfassend ausgebildet, betreut Dr. Harsha Gramminger heute eine Praxis-Klinik mit Schwerpunkt Panchakarmakuren.
Sie leitet Ayurveda-Ausbildungen für Ärzte und Heiler an der euroved-Akademie. Als Präsidentin der EUAA (European Ayurveda Association) ist sie auch politisch engagiert und auf internationalem Parket zu Hause.

STICHWORTINDEX

ABBILDUNGSVERZEICHNIS

Impressum

Harsha Gramminger

New Age Ayurveda
Meine Basics
Die jahrtausendalte Wissenschaft vom Leben im 21. Jahrhundert

1. Ausgabe 2013

ISBN 978-3-944125-00-8

Lektorat: Bettina R. Algieri
Satz: Karin Jerg, Staufen
Coverabbildung © www.manfredesser.de

Herausgeber:
Narayana Verlag GmbH,
Blumenplatz 2, 79400 Kandern
Tel.: +49 7626 974970-0
E-Mail: info@narayana-verlag.de
www.narayana-verlag.de

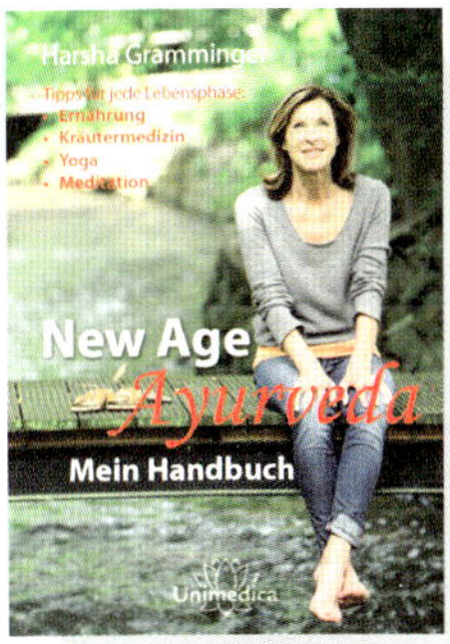

Harsha Gramminger

New Age Ayurveda - Mein Handbuch

Tipps für jede Lebensphase: Ernährung • Kräutermedizin • Yoga • Meditation

490 Seiten, geb., € 48.-

Die Ärztin Dr. med. Harsha Gramminger zeigt in diesem Handbuch noch umfassender, wie ihr moderner New Age Ayurveda in die heutige Zeit und in unser Leben passt.

Ihre Erkenntnisse als Ärztin und Ayurvedin für ein gesundes zufriedenes Leben, verbinden sich zu einem großen heilsamen Ganzen. Jeder köstliche Ernährungstipp, jede Yogaübung, Meditation und Heilkräuterempfehlung ist nach den jahrtausendealten Prinzipien der ayurvedischen Heilkunst auf den Einzelnen abgestimmt. Aber Harsha Gramminger geht noch einen Schritt weiter: Nicht nur die Einteilung in die Doshas: Vata, Pitta, Kapha und die Subdoshas gehen auf die individuelle Befindlichkeit der Person ein. Zum ersten Mal eröffnet ein Buch Kindern, Schülern, Studenten, Berufstätigen, Reisenden, Schwangeren, Männern und Frauen in den „Wechseljahren" sowie Senioren die vielfältige, sinnliche Welt des Ayurveda.

Die Kapitel sind nach Lebensphasen unterteilt und berücksichtigen jeweils die Themen Ernährung, Yoga, Meditation, Kräuterheilkunde und Orientierungsratschläge für eine gesunde und glückliche Lebensweise.

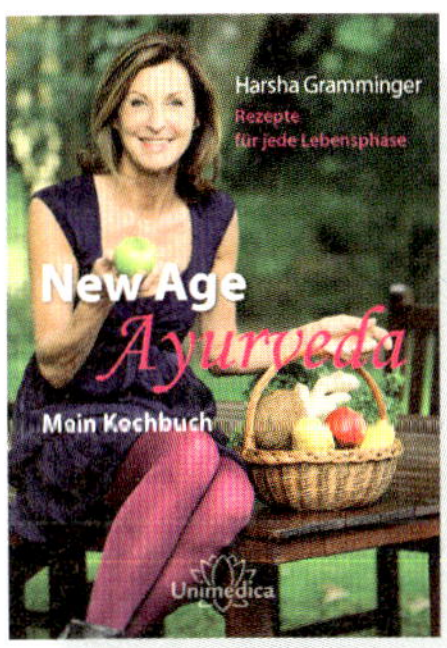

Harsha Gramminger

New Age Ayurveda - Mein Kochbuch

Rezepte für jede Lebensphase

270 Seiten, geb., € 34.-

Die Ayurvedische Küche schöpft aus einem Füllhorn an kulinarischen Erlebnissen.

Die köstlich-gesunden Ayurveda-Rezepte im New Age Ayurveda-Kochbuch entsprechen der konstitutionstypischen Ernährung nach den drei Doshas: Vata, Pitta, Kapha und sorgen für Genuss und optimale Bekömmlichkeit.

Dr. Harsha Gramminger, die moderne Botschafterin des jahrtausendealten Ayurvedas, hat traditionelle Rezepte bis hin zu neuen pfiffigen Kochideen aus der würzigen Ayurvedaküche zusammengestellt. Es riecht köstlich nach gesundheitsfördernden Kräutern und Gewürzen. Sie versprechen wunderbare Geschmackserlebnisse für alle sechs Rasas: salzig, süß, sauer, scharf, bitter und herb. Wunderschöne Rezeptbilder machen Appetit aufs Nachkochen.

Kinder, Schüler und Studenten finden über das schmackhafte Essen Zugang zum Ayurveda, denn die Rezepte sind nach Lebensphasen unterteilt. Das Buch gibt sogar Ernährungstipps für unterwegs, für Berufstätige, Menschen in den Wechseljahren und Senioren – denn Stoffwechsel und Verdauungskraft, das Agni, sind je nach Lebenssituation unterschiedlich. Ein besonderes Kochbuch für die Gesundheit mit 150 Rezepten und vielen Farbfotos.

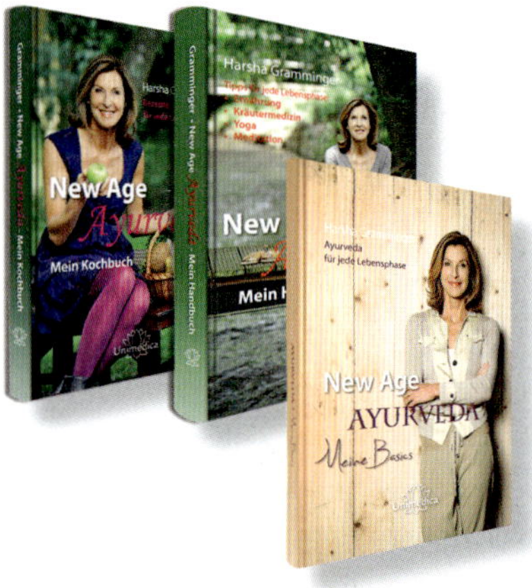

Set New Age Ayurveda

Meine Basics - Mein Handbuch - Mein Kochbuch

Das Set kostet statt € 88,80 (einzeln) nur € 79,80. Nach Erscheinen aller Bände kostet das Set € 87,80.

Harsha Gramminger, geb. 1952, bleibt durch Ayurveda attraktiv, fit und gesund. In ihrem Einführungsbuch New Age Ayurveda zeigt sie, wie einfach es ist, den Ayurveda in unseren westlichen Alltag zu integrieren. Ayurveda wirkt vor allem wohltuend, aber kann noch viel mehr!

Im Mittelpunkt steht die ganzheitliche Betrachtung des Menschen und seine Individualität. Diese Einführung erklärt die Ayurveda-Basics: Die konstitutionsgerechte Ernährung nach dem Vata-, Pitta-, Kapha-Prinzip, die Anwendung der Heilkräutermedizin und die Bedeutung von Yoga und Meditation anhand von Patientengeschichten. Schnell kommt man in die Balance. „Ayurveda ist längst keine Glaubenssache mehr. Spätestens nach drei Wochen ist der hartnäckigste Skeptiker überzeugt, weil er sich einfach besser fühlt!", sagt die Autorin.

Den Basics folgen ein ausführliches New Age Ayurveda-Handbuch und ein New Age Ayurveda-Kochbuch mit vielen tollen Rezepten und Bildern, jeweils unterteilt in die einzelnen Lebensphasen... ein tolles „Ayurveda-für-alle-Einsteigerbuch".

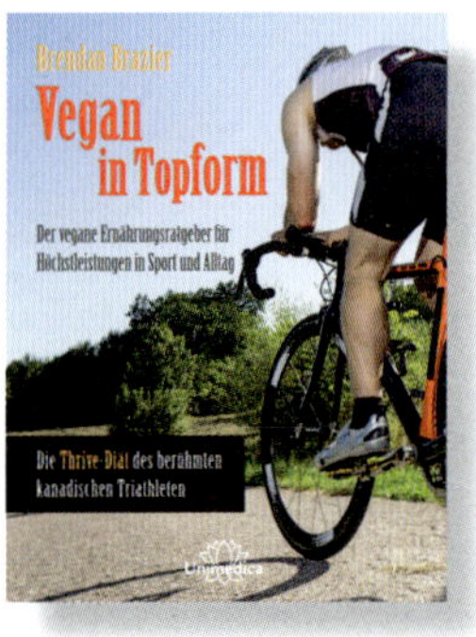

Brendan Brazier

Vegan in Topform - Leitfaden

ca. 360 Seiten, geb., € 26.-

Die „Thrive-Diät" ist ein langfristiger Ernährungsplan. Wer sich daran hält, bekommt einen schlanken Körper, einen klaren Kopf und endlos Energie – und das gilt sowohl für Athleten als auch für jeden, der einfach nur seine körperliche und geistige Gesundheit fördern möchte. Brendan Brazier, einer der seltenen Berufssportler die sich ausschließlich vegan ernähren, hat dieses leicht einzuhaltende Ernährungsprogramm für sich entwickelt, um seine Leistungen als Eliteathlet im Ausdauersport zu verbessern. Die detailliert beschriebenen Vorteile einer rein pflanzlichen Diät sollen zum Erreichen der Ziele wie z. Bsp. Körperfett ab- und Muskelfleisch aufbauen, sichtbare Zeichen des Alterns mindern, Schlaf verbessern und vertiefen, Immunsystem stärken, Cholesterin senken, beitragen.

Im Buch enthalten ist außerdem ein zwölfwöchiger Ernährungsplan mit an die hundert Rezepten, die weder Weizen, Gluten noch Soja enthalten, dazu Rezepte für Snacks, Gels, Sportdrinks und Recovery-Food rund um den Workout.

Brendan Brazier ist professioneller Ironman-Triathlet und Erzeuger von Vega, einer preisgekrönten Produktreihe veganer Vollwertprodukte. Er wurde vom VegNews Magazine zu den 20 faszinierendsten Veganern gezählt und lebt in der kanadischen Stadt Vancouver.

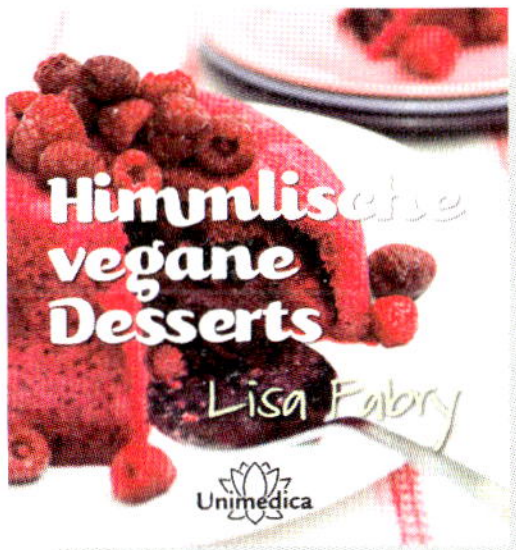

Lisa Fabry

Himmlische vegane Desserts

ca. 200 Seiten, geb., € 24.-

Es ist an der Zeit, das Ansehen von Desserts zu retten und den Beweis zu erbringen, dass Desserts schön anzusehen, vollwertig und köstlich sein können. Bei der Umstellung auf eine gesündere, einfühlsamere Lebensweise braucht man nicht die Freude an einem Dessert oder einem Stück Kuchen aufzugeben.

Die Rezepte in diesem Buch – die alle Milch- und Eifrei sind und eine große Auswahl an glutenfreien, zuckerreduzierten oder nussfreien Leckereien umfassen – spenden Energie und muntern auf. Dattelsüßspeise, New Yorker Zitronenkäsetorte, Schoko-Pekannuss-Brownie und Tiramisu sind einige der Vorfreude weckenden Lieblingsrezepte. Die vielen veganen Rezepte stammen aus Cafés und Restaurants rund um den Globus, und manche davon eignen sich besonders als Beitrag zu einem Fest, zum Beispiel die aufsehenerregende Schokoladentorte mit Himbeermousse.

Frische, sorgfältig ausgesuchte Zutaten und liebevolle Hingabe bei der Zubereitung – so wird das Essen zu einer paradiesischen Erfahrung.

Aus Lisa Fabrys Begeisterung für die beiden wesentlichen Dinge in ihrem Leben – Ernährung und Yoga - hat sich ihre Lebensauffassung einer „himmlisch veganen" Lebensweise entwickelt, bei der die praktischen Ernährungsentscheidungen mit ethisch-moralischem und spirituellem Bewusstsein verknüpft sind.

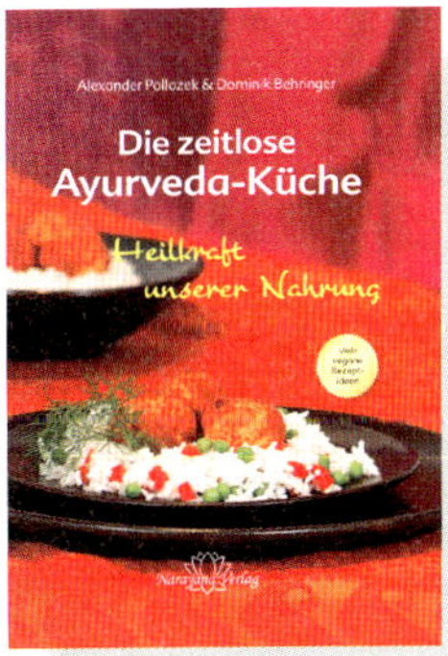

Alexander Pollozek / Dominik Behringer

Die zeitlose Ayurveda-Küche

Heilkraft unserer Nahrung

400 Seiten, geb., € 39.-

Die richtige Nahrung für jeden Menschen zu wählen heißt, das Krankheitsrisiko um 50 % zu reduzieren. So wird tägliches Kochen ein wichtiger Beitrag zur Selbstheilung bzw. Eigentherapie. Erstmals gibt es in diesem Werk eine komplette Auflistung der Energetik der Nahrungsmittel in deutscher Sprache.

Die ayurvedische Ernährungslehre hat einen Jahrtausende alten Erfahrungsschatz auf dem Gebiet des Vegetarismus. Dies kann viele Menschen vor einseitiger Ernährung, chronischen Stoffwechselstörungen oder Allergien bewahren. Sie werden für sich selbst, entsprechend Ihrer Konstitution, der jeweiligen Jahreszeit und Ihrer momentanen Verdauungskraft ein schmackhaftes, gesundes Essen zubereiten können.

„Jeder kann auf der Klaviatur der alten ayurvedischen Kochkunst spielen, sie erlernen, praktizieren und verfeinern", versprechen die beiden Experten. So wird tägliches Kochen mit guten Produkten, frischen Kräutern und feurigen Gewürzen zu einem wichtigen Beitrag der Selbstheilung bzw. Eigentherapie. Auch Vegan-Fans kommen auf ihre Kosten.

WEITERE WERKE IM NARAYANA VERLAG

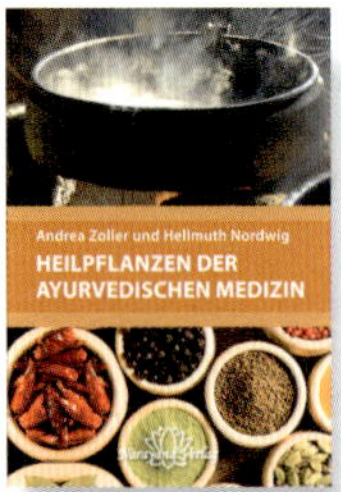

Andrea Zoller und Helmut Nordwig

Heilpflanzen der Ayurvedischen Medizin

Ein praktisches Handbuch über Zubereitung, Wirkung und Anwendung von über 220 Ayurvedischen Heilpflanzen und deren Rezepturen. Mit 340 Abbildungen und 400 Tabellen

740 Seiten, geb., € 79.-

Ayurveda, die traditionelle indische Heilkunde, gehört zu den ältesten Heilmethoden und erfreut sich auch im Westen großer Beliebtheit. Das Standardwerk „Heilpflanzen der Ayurvedischen Medizin" ist eines der umfassendsten Kompendien und beschreibt detailliert über 220 der wichtigsten Heilpflanzen in übersichtlicher Tabellenform.
Die Autoren geben eine lebendige Einführung in die Ayurvedische Heilkunst, deren Grundlagen und das besondere Verständnis von Krankheiten.

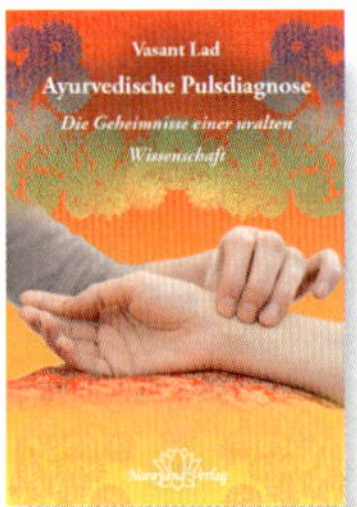

Vasant Lad

Ayurvedische Pulsdiagnose

Die Geheimnisse einer uralten Wissenschaft

232 Seiten, Best.-Nr. 13993, € 29.-

Mit dieser Pionierarbeit führt uns der weltweit bekannte ayurvedische Arzt Dr. Vasant Lad in die Geheimnisse der ayurvedischen Pulsdiagnose ein. Anhang des Pulses kann ein erfahrener Therapeut den Zustand aller Organe erkennen. Dies umfasst Beschwerden wie Asthma, Magengeschwüre, Herz-, Nieren- und Lebererkrankungen und selbst Psychosen. Ein erfahrener Therapeut kann sogar in den ersten Wochen nach der Empfängnis eine Schwangerschaft anhand des Pulses feststellen, das Geschlecht bestimmen und weitere Aussagen über das werdende Kind machen.

Den Puls zu fühlen ist eine Kunst, die Übung und Sensibilität erfordert. Ist man darin Meister geworden, verfügt man über ein hochgradig entwickeltes Diagnoseinstrument, das durch keine Maschine ersetzt werden kann.
Vasant Lad zeichnet eine eindrucksvolle Demut aus. Seine Erklärungen sind einfach und kristallklar und auch für den westlichen Leser Schritt für Schritt nachvollziehbar und erlernbar.

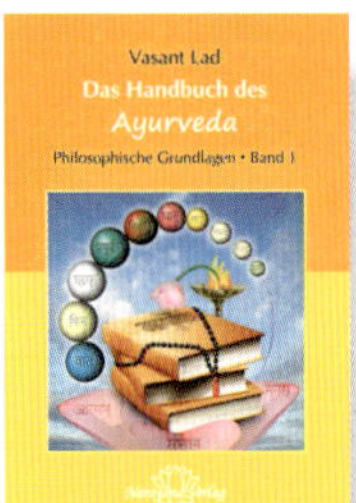

Vasant Lad

Das Handbuch des Ayurveda

Philosophische Grundlagen - Band 1

400 Seiten, geb., € 49.-

Im vorliegenden Handbuch vermittelt Vasant Lad in dynamischer und inspirierender Weise die grundlegenden philosophischen Prinzipien des Ayurveda. Wenn Vasant Lad die Mysterien des Ayurveda aus den klassischen Sanskrit-Texten enthüllt, bietet er dieses jahrhundertealte Wissen so dar, dass es für

den modernen Studenten leicht zugänglich wird und trotzdem seinen uralten Wurzeln treu bleibt. Vasant Lad beschreibt das Weltbild des Ayurveda und die Anwendungsmöglichkeiten im menschlichen Leben. Er erläutert die grundlegenden Strukturen und Funktionen von Körper, Geist und Seele, deren Aufbau und Zusammenwirken. Das Buch ist reich an Illustrationen, Tabellen, Diagrammen und praktischen Beispielen und verhilft dem Leser so zu einem umfänglichen Verständnis der grundlegenden Prinzipien des Ayurveda.
Dr. Lad ist einer der großen Ayurvedischen Lehrer unserer Zeit. Seine Ausführungen sind von ungewöhnlicher Klarheit und Schönheit, und es ist eine Freude seine Bücher zu lesen.

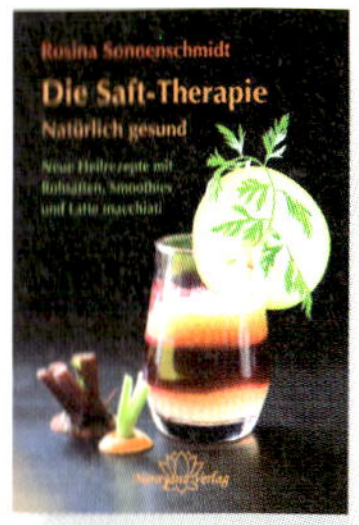

Rosina Sonnenschmidt

Die Saft-Therapie

Rohsäfte, Smoothies und Latte macchiati

120 Seiten, geb., € 29,50

Dass frisch gepresste Obst- und Gemüsesäfte gesund sind, ist durch viele Bücher belegt. Hier geht es aber um den gezielten therapeutischen Wert und Einsatz frisch gepresster Säfte als Teil einer ganzheitlichen Behandlung.
Interessant ist, um wie viel besser homöopathische Mittel wirken, wenn durch die Obst-Rohsäfte die Reinigung von Blut, Lymphe und Gewebe angeregt wird und wenn durch die Gemüse-Rohsäfte der entkräftete Organismus aufgebaut wird. Außer Rohsäften werden auch Dicksäfte therapeutisch eingesetzt. Die Rohsaft-Therapie spielt auch eine dominante Rolle bei Gewichtsproblemen, ob Adipositas, Magersucht oder Kachexie. Anhand von häufigen Krankheiten werden Rohsaft-Rezepte vorgestellt und durch spezielle naturheilkundliche Kuren ergänzt.
Das Buch dient sowohl dem ganzheitlich behandelnden Therapeuten für die tägliche Praxis als auch jedem Menschen, der vorbeugend die Heilkraft der Rohsäfte einsetzen möchte, um das Immunsystem stabil zu halten.

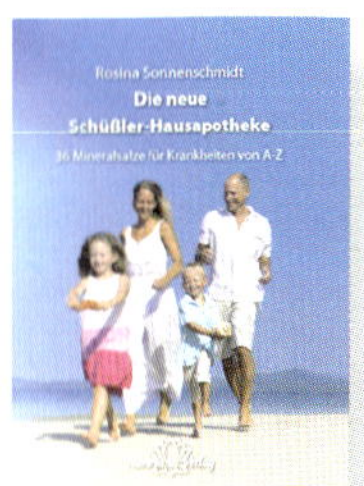

Rosina Sonnenschmidt

Die neue Schüßler- Hausapotheke

36 Mineralsalze für Krankheiten von A-Z

180 Seiten, geb., € 24.-

Als Menschen des 21. Jahrhunderts brauchen wir mehr als die 12 Schüßler-Klassiker, weil wir heute ganz andere Herausforderungen und Umwelteinflüsse meistern müssen. In dem Handbuch für den Hausgebrauch stehen erstmalig bewährte Rezepturen mit zusätzlich 24 neuen Schüßler-Mineralsalzen.

Viele Tipps aus der Naturheilkunde regen an, sich und die Familie selber zu heilen. Große Themen sind: Immunstärkung, Gehirnleistung, Hormonprobleme, Säurekrankheiten und Schmerzen. Aber auch Schönheitsthemen wie Cellulitis, Gesichtsfalten, Gewicht und Beauty werden bedacht.

Rosina Sonnenschmidt verfügt über langjährige Erfahrung mit den neuen Heilsalzen und zeigt überzeugend, wie diese in der heutigen Zeit große Dienste leisten können.